O milagre da juventude eterna: a longevidade ao seu alcance

Sobre o livro

Você passou dos quarenta anos e está desesperado(a) com a aproximação das consequências disso?

Começou a sentir os efeitos do avançar dos anos?

Sua saúde começa a ficar precária, sua virilidade diminuindo, sua vitalidade decrescendo e sua beleza de outrora dando lugar às rugas, à queda de cabelos e a outras características do avançar do anos?

Apresentamos a solução para você, mesmo se já estiver a apresentar os sinais retrocitados, retardar, estancar esse processo ou, até, revertê-lo, tornando-se novamente bonito(a), saudável, viril, cheio de vitalidade, longevo, possibilitando que **você chegue aos 100 (cem) anos como se tivesse 40 (quarenta).**

Ter vida mais longa, sem abrir mão da qualidade de vida.

Este é o conteúdo selecionado - *ricamente ilustrado -, prático, objetivo, racional, para fácil compreensão e assimilação -*, para você atingir 100 (cem) anos, relacionando os problemas e recomendando as soluções:

- A célula humana
- DNA E RNA
- Multiplicação celular
- Composição celular
- Respiração celular
- Multiplicação celular
- O que são átomos
- O que são íons
- O que é oxidação
- Os radicais livres
- Antioxidantes
- Sistema respiratório
- Funções do oxigênio
- Sistema digestório
- Sistema circulatório

1

- Funções do sangue
- Sistema excretor
- Funções da água
- Calvície - prevenção
- Por que envelhecemos
- Como surgem as rugas
- Como surgem as manchas
- Como surgem as verrugas
- Como surgem as olheiras
- Doenças autoimunes
- Anomalias após os 40 anos
- Classes alimentares
- Alimentos indispensáveis
- Mantendo a mente ativa
- Paradoxos da vida
- Decálogo da boa saúde
- Recuperar o fígado
- Recuperar o pâncreas
- Elixir da longa vida
- Tônicos da virilidade
- Células-tronco
- Rituais de beleza
- Rituais para boa saúde
- Rituais de vitalidade
- Rituais de virilidade
- Tabela periódica

Notas:

1. Esta publicação não é um trabalho de medicina, não estamos portanto, aconselhando ninguém a ignorar os conselhos médicos, deixar seus medicamentos de uso contínuo de lado, ao contrário, dentro dos devidos limites do conhecimento, esta obra complementa e até suplementa todos os conhecimentos, conselhos e prescrições médicas. Nosso objetivo precípuo é proporcionar ao leitor vida mais longa e envelhecimento, com qualidade de vida, desfrutando, até o último suspiro, tudo o que o Criador nos colocou à disposição.

2. Caso seja alérgico, ou surjam sinais de alergia a qualquer dos ingredientes aqui utilizados, interrompa imediatamente o uso ou aplicação e procure orientação médica.

Direitos autorais

Autor

[Lisa Lee Olson & Mago Sidrak Yan]
Editor

[Ramiro Augusto Nunes Alves

A célula humana

A célula é considerada a unidade do ser vivo. Há seres unicelulares - formados por uma única célula - e pluricelulares - o nosso caso.

Como é a célula?

Embora divirjam em forma, dependendo da função a que se destinam as células, elas têm basicamente as seguintes partes: membrana plasmática, citoplasma e núcleo.

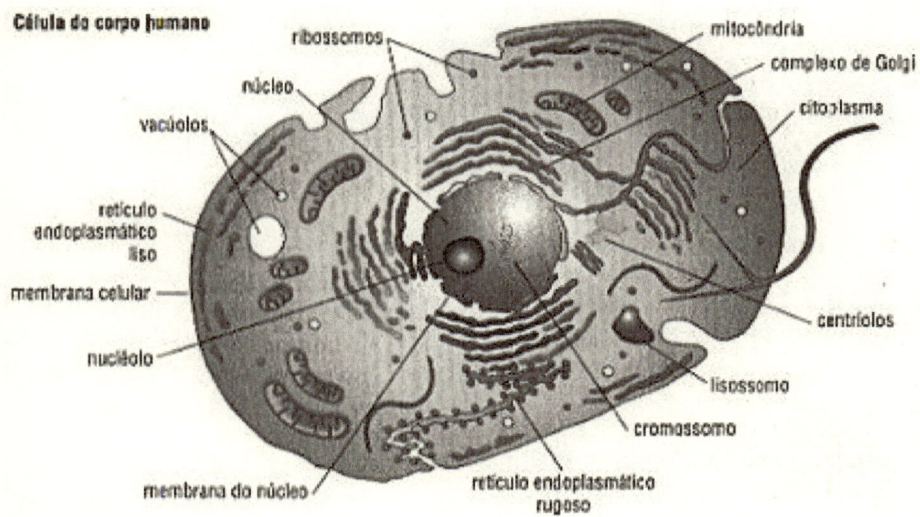

Célula do corpo humano

ribossomos
mitocôndria
complexo de Golgi
núcleo
citoplasma
vacúolos
retículo endoplasmático liso
membrana celular
centríolos
nucléolo
lisossomo
cromossomo
membrana do núcleo
retículo endoplasmático rugoso

A membrana plasmática

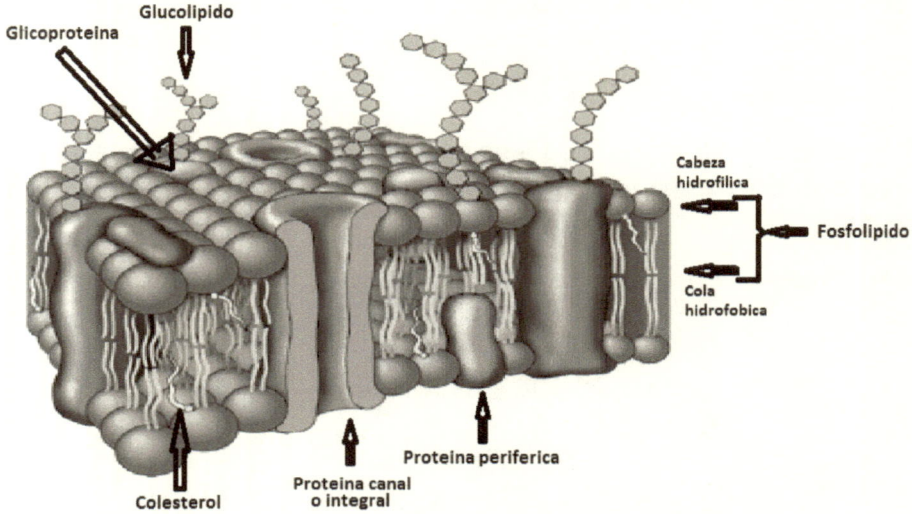

A membrana plasmática é uma película muito fina, delicada e elástica, que envolve o conteúdo da célula. Essa membrana tem participação marcante na vida celular, regulando a passagem e a troca de substancias entre a célula e o meio em que ela se encontra - geralmente o sangue.

Há várias substâncias cuja entrada e saída do interior da célula se dão no modo passivo, ou seja, sem gasto de energia. Todavia, outras substâncias, para entrarem ou saírem da célula, consomem energia, transporte ativo. Nestes casos há participação de substâncias denominadas enzimas. A membrana plasmática é formada por duas camadas de lipídios - gorduras - e por proteínas de formas diferentes entre as duas camadas de lipídios.

A membrana plasmática tem permeabilidade seletiva, quer dizer, ela tem a capacidade de selecionar as substâncias que entram ou saem da célula, consoante com suas necessidades.

Citoplasma

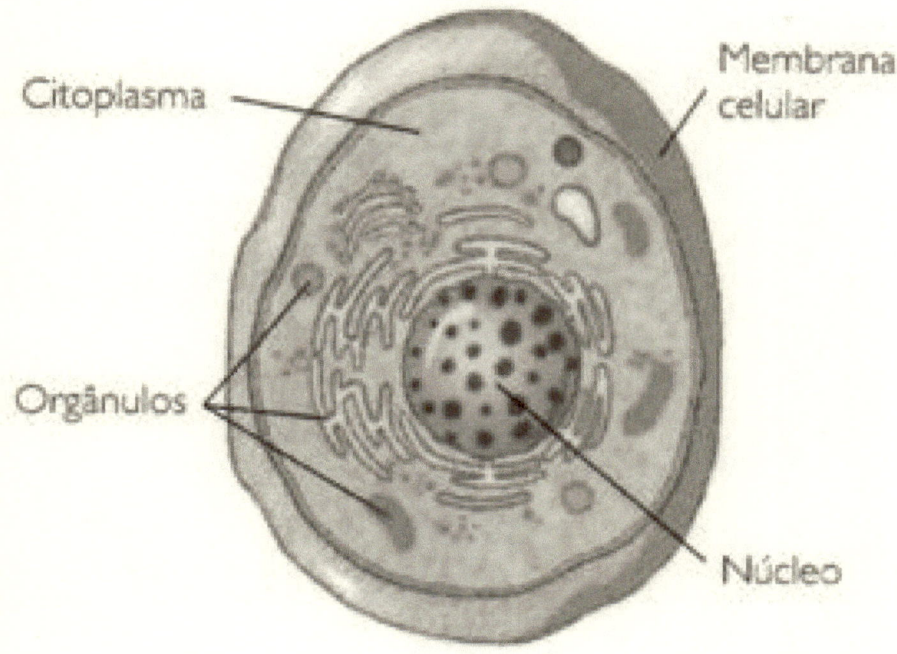

É, comumente, a maior porção da célula, indo desde a membrana plasmática até o núcleo. Constituído por um material gelatinoso chamado hialoplasma. Nele ficam imersas as organelas celulares, estruturas que desempenham funções vitais diversas, como digestão, respiração, excreção e circulação. A substância mais abundante no hialoplasma é a água.

Algumas organelas mitocôndrias, ribossomos, retículo endoplasmático, complexo de Golgi, lisossomos e centríolos.

As mitocôndrias são organelas membranosas (envolvidas por membrana) e que têm a forma de bastão. Elas são responsáveis pela respiração celular, fenômeno que permite à célula obter a energia. Essa energia poderá então ser empregada no desempenho de atividades celulares diversas.

Um dos "combustíveis" mais comuns que as células utilizam na respiração celular é a g icose. Após a obtenção da energia, a célula produz resíduos, representados pelo gás carbônico e pela água, sendo o Gás Carbônico eliminado para o meio externo. Oportunamente detalharemos a geração de energia celular.

Ribossomos

As células produzem diversas substâncias necessárias ao organismo, sendo uma delas as proteínas. Os ribossomos são organelas não-membranosas, responsáveis pela síntese de proteínas. Eles tanto aparecem isolados no citoplasma, como aderidos ao retículo endoplasmático.

O retículo endoplasmático

Essa organela é constituída por um sistema de canais e bolsas achatadas. Apresenta várias funções, dentre as quais facilitar o transporte e a distribuição de substâncias no interior da célula.

As membranas do retículo endoplasmático podem ou não conter ribossomos aderidos em sua superfície externa. A presença dos ribossomos confere à membrana do retículo endoplasmático uma aparência granulosa; na ausência dos ribossomos, a membrana exibe um aspecto liso ou não-granulosos.

Núcleo

O núcleo é o centro de controle das atividades celulares e o centro das **informações hereditárias - DNA-**, transmitindo-as para as células-filhas, quando de sua reprodução.

Componentes

A maior parte do volume nuclear é ocupada por uma massa filamentosa denominada cromatina. Existem ainda um ou mais corpos densos (nucléolos) e um líquido viscoso (cariolinfa ou nucleoplasma).

A carioteca

A carioteca (do grego karyon, núcleo e theke, invólucro, caixa) é um envoltório formado por duas membranas lipoprotéicas cuja organização molecular é semelhante as demais membranas celulares. Entre essas duas membranas existe um estreito espaço, chamado cavidade perinuclear.

A face externa da carioteca, em algumas partes, se comunica com o retículo endoplasmático e, muitas vezes, apresenta ribossomos aderidos à sua superfície. Neste caso, o espaço entre as duas membranas nucleares é uma continuação do espaço interno do retículo endoplasmático.

DNA e RNA

DNA e RNA na síntese de proteínas e, consequentemente, na coordenação das funções celulares.

DNA ou ADN: ácido desoxirribonucleico

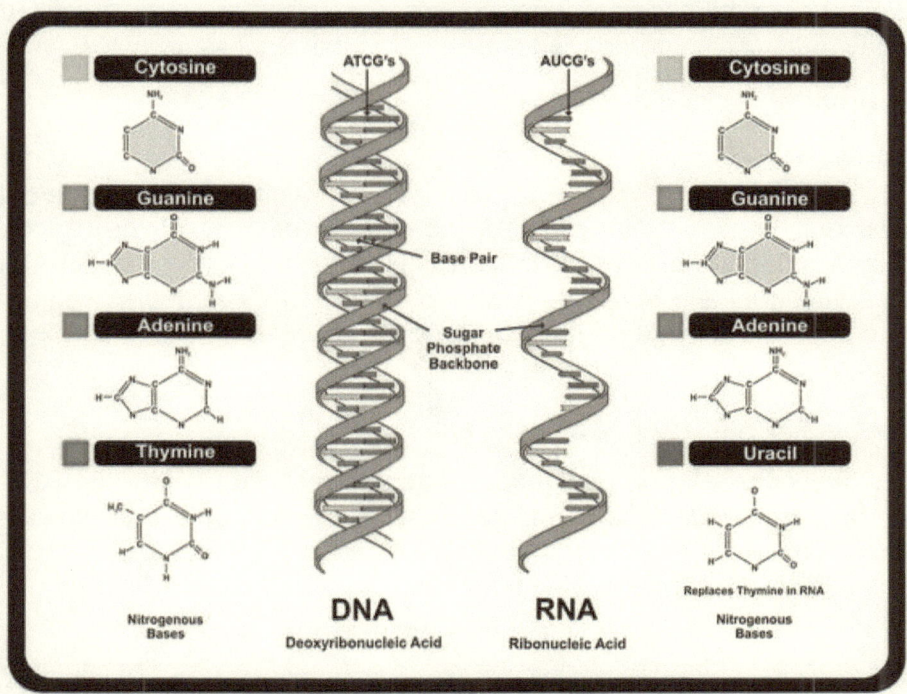

O DNA é um aglomerado de moléculas que contém o material genético do indivíduo. Esse material é imprescindível para o bom funcionamento dos organismos dos seres vivos e na formação das características físicas. Entre outras coisas, o DNA contém as informações para que se produzam proteínas e ARN. Sua formação é tão importante que, qualquer alteração - mutação - nele, pode resultar em grandes mudanças, na formação de um ser vivo. Além disso, sua destruição leva à **morte celular** o que, em grandes proporções, pode levar à morte.

O DNA age orientando a célula na produção de proteínas. Sua formação é composta por quatro partes distintas, chamadas nucleotídeos. Essas quatro partes vão se repetindo, em diferentes sequências - ligam-se A com

11

T e C com G. Cada nucleotídeo é um açúcar ligado com um fosfato e um uma base de nitrogênio. Ao longo do DNA, sua formação forma uma espécie de duas espirais.

As proteínas formada têm diversas funções: as proteínas de transporte carregam substâncias como, por exemplo, oxigênio no sangue. Anticorpos (proteínas protetoras do corpo contra doenças), enzimas (realizam reações químicas no corpo) ou toxinas, para citar alguns exemplos.

RNA ou ARN: ácido ribonucleico

O RNA é um outro ácido nucleico. O RNA tem apenas um filamento, sendo que o DNA tem dois (formadores do espiral). Outra diferença é a parte das células que contém RNA e o DNA. Enquanto em células procarionte (células menos complexas) o DNA e o RNA estão no citoplasma, nas células eucariontes o RNA é encontrado no núcleo e no citoplasma , já o DNA é achado somente no núcleo. No RNA a Timina é substituída pela Uracila.

As bases nitrogenadas

Essas moléculas são as responsáveis pela geração do DNA e do RNA: Adenina, Timina, Citosina, Guanina, Uracila. São classificadas em dois grupos: purinas e pirimidinas.

Adenina (A)

Guanina (G)

Timina (T)

Citosina (C)

Uracila (U)

Composição celular

Na composição química das células dos seres vivos, encontramos dois grupos de substâncias: as inorgânicas e as substâncias orgânicas - compostos de Carbono.

São classificadas como substâncias inorgânicas a água e os sais minerais. São substâncias orgânicas os carboidratos, os lipídios, as proteínas e os ácidos nucleicos.

Dos elementos químicos conhecidos quatro são encontrados com maior frequência na composição dos seres vivos. Esses elementos são o **CHON** - carbono (C), oxigênio (O), o nitrogênio (N) e o hidrogênio (H). Além desses quatro elementos, outros são o sódio (Na), o potássio (K), o cálcio (Ca), o fósforo (P), o enxofre (S).

Apesar de existirem inúmeras maneiras desses elementos combinarem-se, para a formação das substâncias inorgânicas e orgânicas, alguns tipos de substâncias existem em maior quantidade nos seres vivos.

Orgânicas

Monossacarídeos formam polissacarídeos.

Bases nitrogenadas formam ácidos nucleicos que formam DNA e RNA.

Aminoácidos formam proteínas.

Ácidos graxos (ácidos orgânicos com mais de 12 carbonos na cadeia) combinados com álcoois formam lipídios (gorduras).

Inorgânicas

Água: substância em profusão em nosso corpo, cuja quantidade varia de acordo com a idade do indivíduo.

Sendo a célula é um meio aquoso, os sais minerais estão ionizados, na forma de íons. Alguns deles são encontrados em todos os seres vivos.

Cálcio: participa da estrutura das membranas, dos cromossomos, do esqueleto dos vertebrados, da contração muscular e da coagulação do sangue.

Ferro: faz parte das moléculas dos citocromos, componentes da respiração celular e da molécula da hemoglobina, pigmento transportador de O2 do sangue.

Magnésio: encontrado na molécula da clorofila, pigmento fotossintetizante dos vegetais. O zinco, o cobre e o cobalto atuam como coenzimas em alguns processos. O sódio e o potássio são os principais envolvidos na transmissão do impulso nervoso.

Fosfato: importante componente da estrutura do ATP e dos nucleotídeos do DNA e do RNA.

Iodo: faz parte da estrutura dos hormônios (tiroxinas) secretados pela tireoide dos vertebrados.

Respiração celular

Conforme já isto superficialmente, a respiração celular é o processo de obtenção de energia mais utilizado pelos seres vivos. Na respiração, ocorre a liberação de dióxido de carbono, energia e água e o consumo de oxigênio e glicose, ou outra substância orgânica, tal como lipídios. A organela responsável por essa respiração é a mitocôndria.

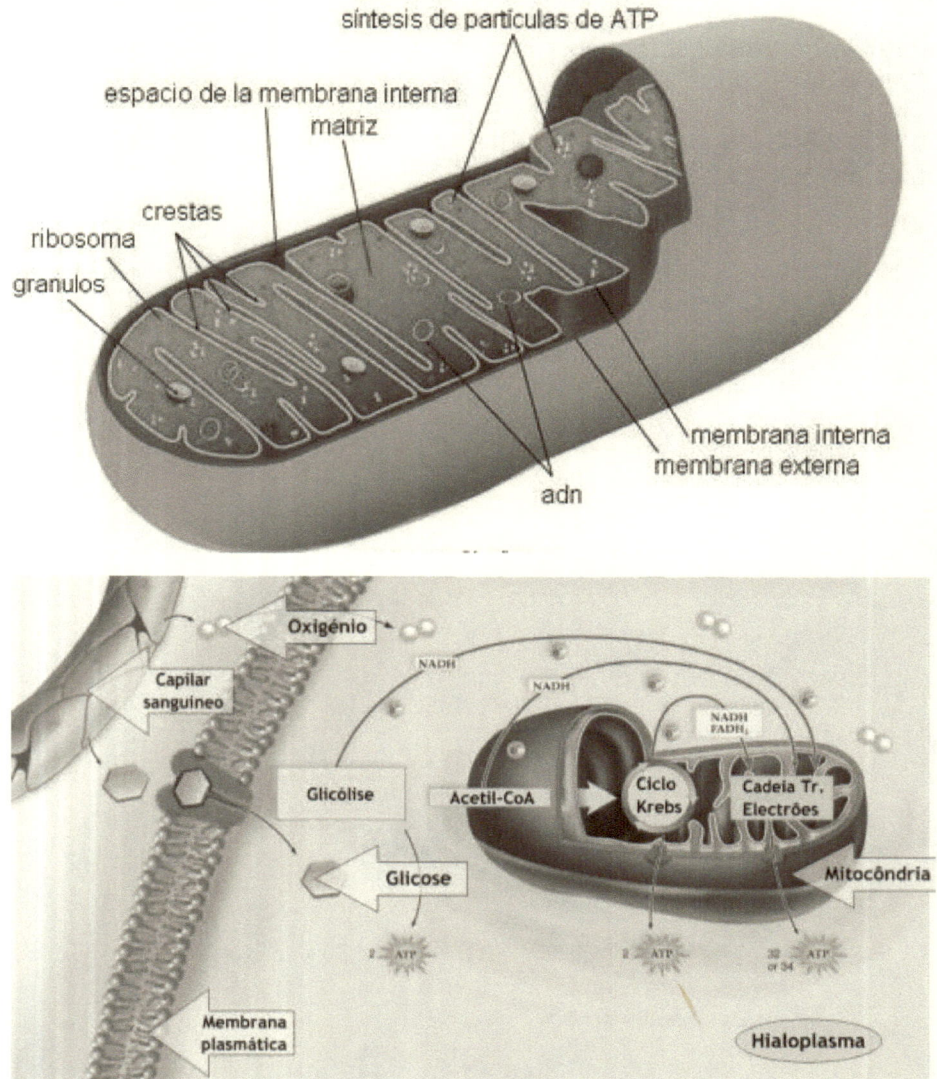

A respiração celular pode ser dividida em três etapas principais: a glicólise, o ciclo de Krebs e a fosforilação oxidativa.

GLICÓLISE

A glicólise é uma etapa anaeróbia - sem Oxigênio - da respiração celular que ocorre no citosol e envolve dez reações químicas diferentes. Essas reações são responsáveis pela quebra de uma molécula de glicose ($C6H12O6$) em duas moléculas de ácido pirúvico (**C3H4O3**).

C6 = 06 átomos de Carbono

H12 = 12 átomos de Hidrogênio

O6 = 06 átomos de Oxigênio

O processo de glicólise inicia-se com a adição de dois fosfatos, provenientes de duas moléculas de ATP, à molécula de glicose, promovendo a sua ativação. Essa molécula torna-se instável e quebra-se facilmente em ácido pirúvico. Com a quebra, ocorre a produção de quatro moléculas de ATP, entretanto, como duas foram utilizadas inicialmente para a ativação da glicose, o saldo positivo é de duas moléculas de ATP.

Durante a glicólise também são liberados quatro elétrons (e-) e quatro íons H+. Dois H+ e os quatro e- são capturados por duas moléculas de NAD+ (dinucleotídio nicotinamida-adenina), produzindo moléculas de NADH.

Temos, portanto, a seguinte equação que resume a glicólise:

C6H12O6+ 2ADP + 2Pi + 2NAD+ → 2C3H4O3 + 2ATP + 2NADH + 2H+

Ciclo de Krebs

Também chamado de ciclo do ácido cítrico ou ciclo do ácido tricarboxílico, ocorre no interior da mitocôndria e inicia-se com o transporte do ácido pirúvico para a matriz mitocondrial.

Na matriz, o ácido pirúvico reage com a coenzima A (CoA) ali existente, produzindo uma molécula de acetilcoenzima A (acetil-CoA) e uma molécula de gás carbônico. Durante esse processo, uma molécula de NAD+ é transformada em uma de NADH em razão da captura de 2 e- e 1 dos 2 H+ que foram liberados na reação.

A molécula de acetil-CoA sofre com o processo de oxidação e dá origem a duas moléculas de gás carbônico e a uma molécula intacta de coenzima

A. Esse processo, que envolve várias reações químicas, é o chamado ciclo de Krebs.

Esse ciclo tem início quando uma molécula de acetil-CoA e o ácido oxalacético reagem e produzem uma molécula de ácido cítrico, liberando uma molécula de CoA. Ocorrem sequencialmente oito reações em que são liberadas duas moléculas de gás carbônico, elétrons e H+. No final desse processo, o ácido oxalacético é recuperado e o ciclo pode ser iniciado novamente. Os elétrons e os íons H+ são capturados pelo NAD+ e transformados em NADH. Eles também são capturados pelo FAD (dinucleotídio de flavina-adenina), que é transformado em FADH2. O ciclo de Krebs resulta em 3 NADH e 1 FADH2.

Durante o ciclo, também é produzida uma molécula de GTP (trifosfato de guanosina) a partir de GDP (difosfato de guanina) e Pi. Essa molécula de GTP assemelha-se ao ATP e também é responsável por fornecer energia para a realização de alguns processos no interior da célula.

Fosforilação oxidativa

Essa etapa também ocorre no interior das mitocôndrias, nas cristas mitocondriais. Essa etapa se refere à produção de ATP a partir da adição de fosfato ao ADP (fosforilação). A maior parte da produção de ATP ocorre nessa etapa, na qual acontece a reoxidação das moléculas de NADH e FADH2.

Nas cristas mitocondriais são encontradas proteínas que estão dispostas em sequência, as chamadas cadeias transportadoras de elétrons ou cadeias respiratórias. Nessas cadeias ocorre a condução dos elétrons presentes no NADH e no FADH2 até o oxigênio. As proteínas responsáveis por transferir os elétrons são chamadas de citocromos.

Os elétrons, ao passarem pela cadeia respiratória, perdem energia e, no final, combinam-se com o gás oxigênio, formando água na reação final. Apesar de participar apenas no final da cadeia, a falta de oxigênio gera a interrupção do processo.

A energia liberada através da cadeia respiratória faz com que os íons H+ concentrem-se no espaço entre as cristas mitocondriais, voltando à matriz. Para voltar ao interior da mitocôndria, é necessário passar por um complexo proteico chamado de sintase do ATP, onde ocorre a produção de ATP. Nesse processo são formadas, no máximo, 26 moléculas de ATP.

No final da respiração celular, há um saldo positivo total de 30 moléculas de ATP, provindas 2 ATP da glicólise, 2 ATP do ciclo de Krebs e 26 da fosforilação oxidativa.

Nota: fontes

Brasilescola; Sobiologia

A multiplicação celular

Os cromossomos são responsáveis pela transmissão dos caracteres hereditários de um indivíduo (cor dos cabelos, olhos, altura, nariz, boca, etc.), que são transmitidos de pais para filhos. Os tipos de cromossomos e a quantidade varia de uma espécie para outra. Um chimpanzé possui 48 cromossomos; o corpo humano, 46 cromossomos, o cão, 78 cromossomos e o feijão 22.

Nós humanos, normais, temos 23 pares de cromossomos.

Os cromossomos são formados basicamente por proteínas e ácidos nucleicos - o DNA. O DNA é quem forma o gene. Cada gene possui um código específico, uma espécie de "instrução" química que pode controlar determinada característica do indivíduo, conforme explicitado acima.

Cada cromossomo abriga inúmeros genes, dispostos em ordem linear ao longo de filamentos. Cada célula humana tem de 20 mil a 25 mil genes. Os cromossomos diferem entre si quanto à forma, ao tamanho e ao número de genes que contêm.

Células diploides

Contém dois cromossomos de cada tipo.

Células haploides

Possuem em seu núcleo apenas um cromossomo de cada tipo.

Na geração de um novo ser humano, o espermatozoide e o óvulo contribuem cada um com 23 tipos diferentes de cromossomos, ou seja, apenas um cromossomo para cada tipo. Diz-se então que nos gametas humanos n= 23 (n é o número de cromossomos diferentes). As demais células humanas possuem dois cromossomos de cada tipo. Essas células possuem 46 cromossomos (23 pares) no núcleo e são representadas por 2n = 46.

Tipos de divisão celular

As células são originadas a partir de outras células que se dividem. A divisão celular é comandada pelo núcleo da célula.

Ocorrem no nosso corpo dois tipos de divisão celular: **a mitose** e a meiose.

Mitose e meiose

**Compare os dois ciclos de divisão celular, essencial
para renovação de tecidos e variabilidade genética**

Par de cromossomos
homólogos na
célula diploide

Cromossomos
homólogos
duplicados

MITOSE

MEIOSE

Separação dos
cromossomos
homólogos

Separação
das cromátides

Separação
das cromátides

Divisão Celular: Mitose e Meiose

Cromossomo: Estrutura que contém uma longa molécula de DNA associada a proteínas histonas, visível ao microscópio óptico em células metafásicas.

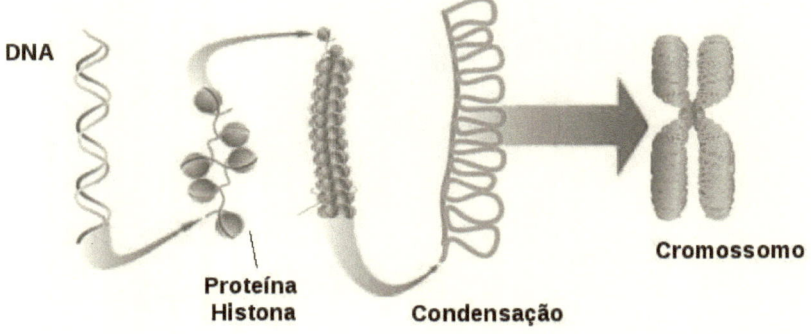

DNA

Proteína Histona

Condensação

Cromossomo

Antes de uma célula se dividir, formando duas novas células, os cromossomos se duplicam no núcleo. Formam-se dois novos núcleos cada um com 46 cromossomos. A célula então divide o seu citoplasma em dois com cada parte contendo um núcleo com 46 cromossomos no núcleo. Esse tipo de divisão celular, em que uma célula origina duas células-filhas com o mesmo número de cromossomos existentes na célula mãe, é chamado de mitose.

Portanto, a mitose garante que cada uma das células-filhas receba um conjunto complementar de informações genéticas. **A mitose permite o crescimento do indivíduo, a substituição de células que morrem por outras novas e a regeneração de partes lesadas do organismo**.

Como se formam os espermatozoides e os óvulos?

Na formação de espermatozoides e de óvulos ocorre a meiose.

Espermatogênese

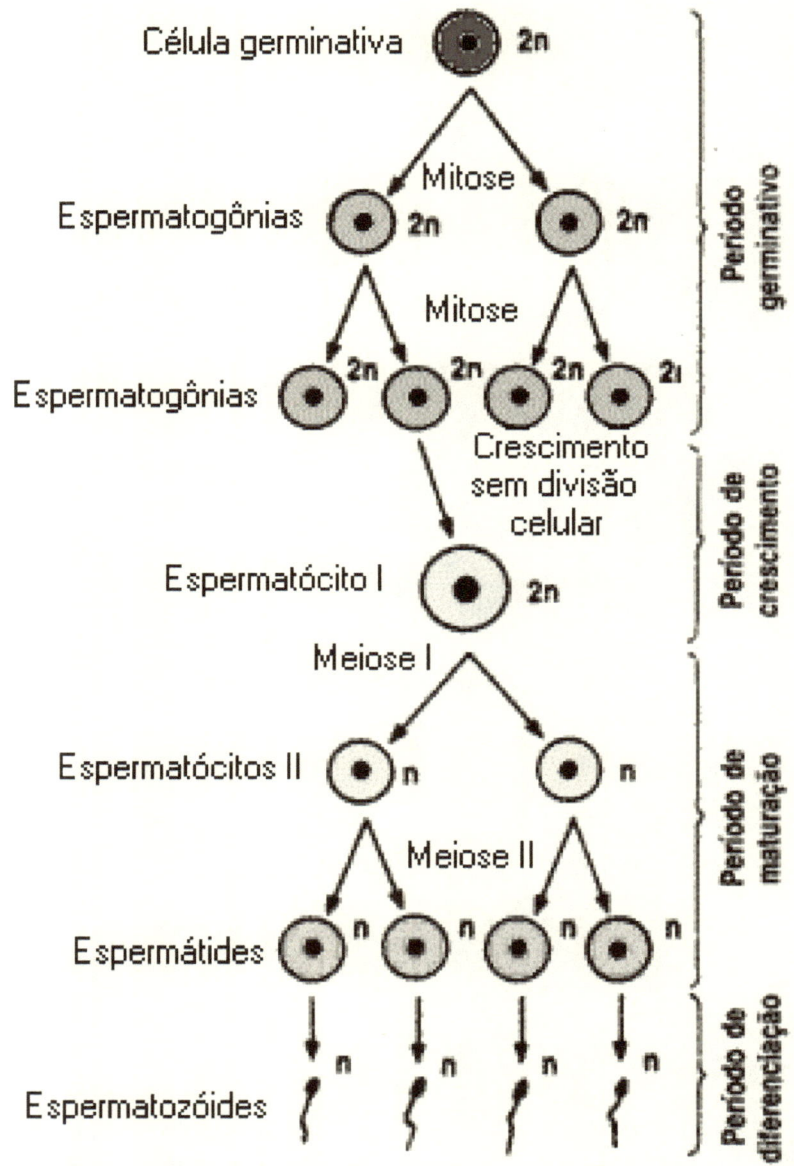

26

Nesse caso, os cromossomos também se duplicam no núcleo da célula-mãe (diploide), que vai se dividir e formar gametas (células-filhas, haploides). Mas, em vez de o núcleo se dividir uma só vez, possibilitando a formação de duas novas células-filhas, na meiose o núcleo se divide duas vezes. Na primeira divisão, originam-se dois novos núcleos; na segunda, cada um dos dois novos núcleos se divide, formando-se no total quatro novos núcleos. O processo resulta em quatro células-filhas, cada uma com 23 cromossomos.

Átomos

Átomo é a menor porção de uma matéria. Tudo o que existe na natureza, independentemente de seu estado físico - sólido, líquido ou gasoso (embora existam outros intermediários) -, é composto por átomos.

Um átomo pode ser dividido em núcleo e eletrosfera.

Núcleo: é a região do átomo composta por prótons e nêutrons. É a parte central de um átomo, sendo maciça e densa. Nele concentra-se quase toda a massa de um átomo.

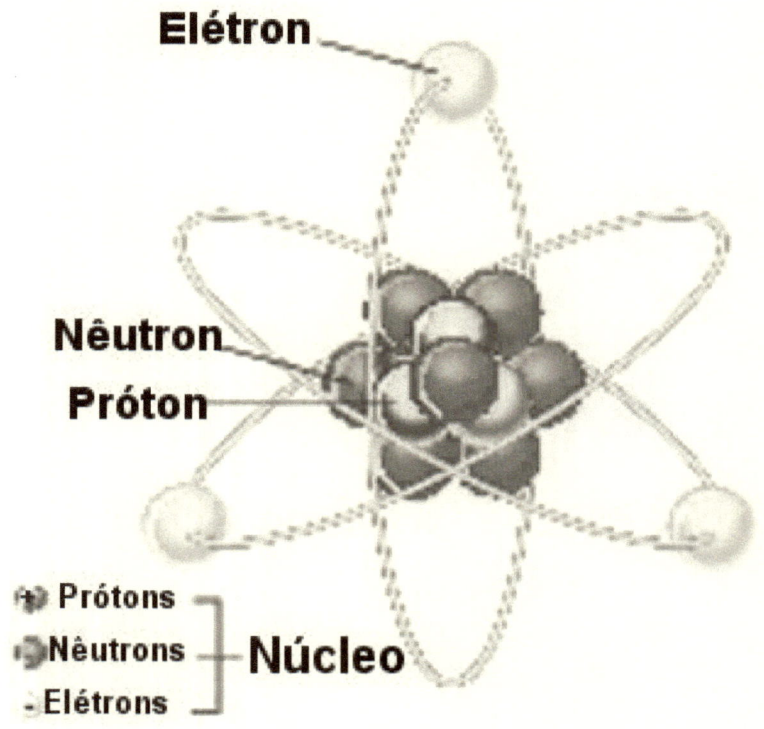

3. Prótons: são partículas com carga elétrica positiva.
4. Nêutrons: são partículas, com carga neutra, ou seja, com carga que não é positiva nem negativa. Sua massa é igual a do próton.

Nota: segundo a ciência, tanto prótons quantos nêutrons são compostos por partículas ainda menores, entretanto este fato não é relevante para o escopo desta obra.

Eletrosfera: é a região na qual os elétrons - partículas de carga negativa - giram ao redor do núcleo. A massa de um elétron é quase 1.900 (mil e novecentas) vezes menor do que a do próton. Por essa razão, a massa de um átomo depende praticamente da massa do seu núcleo.

Eletrosfera

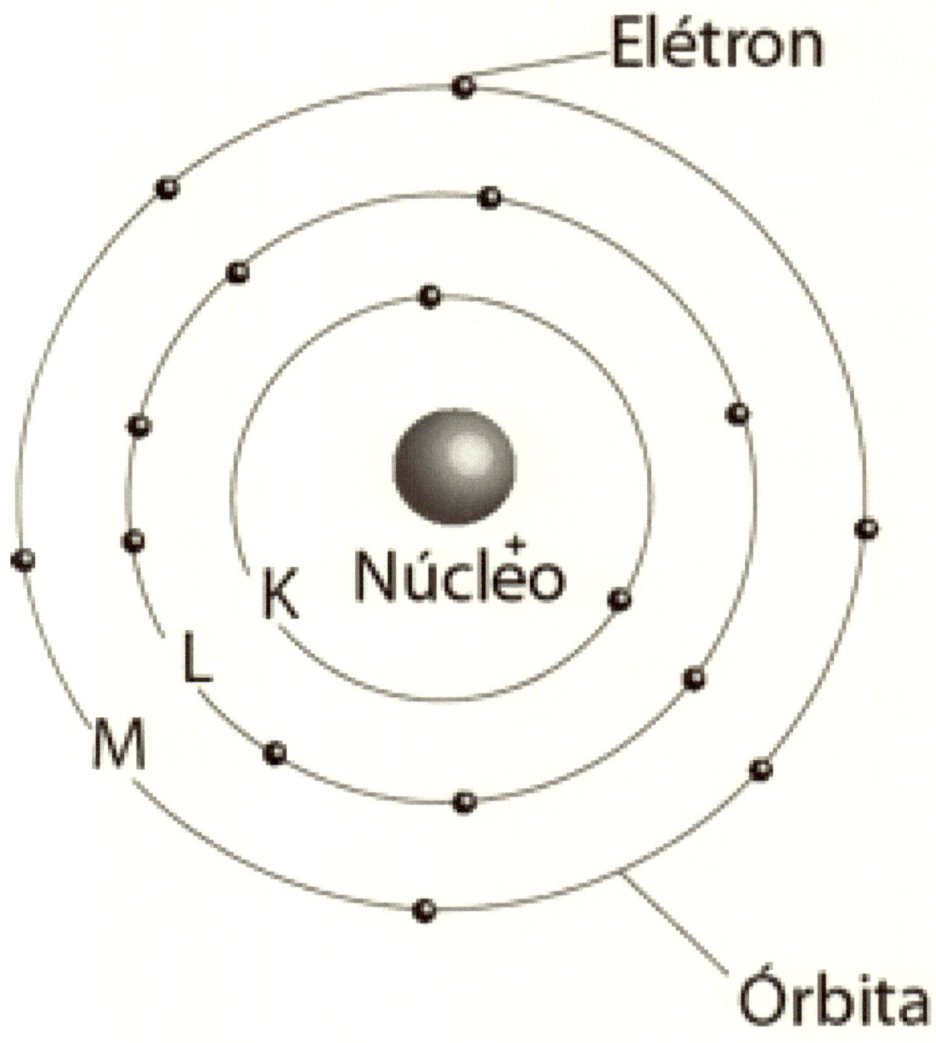

Como essas partículas, elétrons, giram em velocidade altíssima, ao redor do seu núcleo - bilhões de rotações por um milésimo de segundo -, o átomo se comporta como se fosse um sólido.

Cada tipo de átomo tem um número de prótons, camadas de eletrosfera e elétrons que o trona específico e único.

Molécula: agrupamento de átomos.

Substância: agrupamentos de moléculas.

Soluções químicas

Define-se como Solução Química toda mistura homogênea constituída de solvente e soluto. O solvente deve ser a substância predominante na solução e o soluto a substância dissolvida, ionizada ou dissociada.

Embora a princípio pareça estranho, as soluções podem apresentar três estados físicos: sólido, líquido e gasoso.

Exemplo de solução sólida: estanho + cobre = bronze.

Exemplo de solução líquida: soro fisiológico (solução aquosa com 0,9% em massa de cloreto de sódio – sal de cozinha); cachaça (40% álcool etílico, 58 % água, 2% outras substâncias)

Exemplo de solução gasosa: ar atmosférico - o qual respiramos -, pois é composto por aproximadamente 78% de gás nitrogênio, 21% de gás oxigênio e 1% de outros gases.

Quanto à proporção soluto/solvente, as soluções podem ser diluídas, concentradas, insaturadas, saturadas ou supersaturadas.

Taxa de concentração

Há algumas maneiras de se especificar a concentração de soluções, mas sempre sendo uma relação entre a quantidade de soluto e a de solvente.

Comum (C)

Concentração **g/L** (grama por litro), relaciona a massa do soluto, em gramas, com o volume da solução em litros.

C=m1/V

C = concentração comum (g/L)

m1 = massa do soluto (g)

V = volume da solução (L)

Densidade (d)

Relaciona a **massa e o volume da solução**, geralmente, as unidades usadas são g/mL ou g/cm3.

d = msolução/V

msolução = msoluto + msolvente

V = volume da solução

Quantidade de Matéria (Cn)

Relaciona a quantidade de soluto (**mol**) com o volume da solução, geralmente em litros. Sua unidade é mol/L:

Cn=n1/V, sendo, n1=m1/M1

m1 = massa de soluto em solução (g)

M1 = massa equivalente a 1 mol do mesmo.

Título (T)

Pode relacionar a massa de soluto com a massa da solução ou o volume do soluto com o volume da solução.

T = m1/m ou T = V1/V

m1 = massa de soluto em solução (g)

V1 = volume do soluto

m e V = massa e volume da solução respectivamente.

O valor do título nunca será maior do que 1, sendo um número puro, sem unidade. Ao multiplicarmos o resultado obtido por 100, teremos a porcentagem de soluto presente na solução.

Fração Molar

A fração molar (X) de um componente "a" em solução é a razão do número de mols deste componente pelo número total de mols de todos os componentes.

$X_A = n_A/(n_A+n_B+n_C+...)$

$X_B = n_B/(n_A+n_B+n_C+...)$

$X_C = n_C/(n_A+n_B+n_C+...)$

A soma das frações molares de todos os componentes de uma solução deve ser igual a 1. Isto é: $X_A +X_B+ X_C... = 1$.

Molaridade (M)

Molaridade ou concentração molar é o número de mols do soluto dissolvido por **litro de solução**.

$M = n_1/V$

M = molaridade (mol/L)

n_1 = número de mols do soluto (mol)

V = volume da solução (L)

Molalidade (m)

Molalidade é o número de mols de soluto dissolvido por quilograma (1000 g) de solvente.

m = no de mols do soluto/massa do solvente (Kg)

Partes por milhão (ppm)

Unidade que nos permite expressar a concentração de substâncias extremamente diluídas, relacionando a massa do soluto e a massa da solução em grama, multiplicada por 1.000.000.

ppm = massa do soluto/massa da solução (multiplicada por 1.000.000).

Qual o significado de mol?

Mol (plural moles) é uma unidade de medida utilizada pelos Químicos e seus profissionais assemelhados. É o peso em gramas de 6,02 x 10 elevado a 23 (100.000.000.000.000.000.000.000) moléculas.

Então 602.000.000.000.000.000.000.000 (seiscentos e dois sextilhões de moléculas).

Citando a água como exemplo, temos que ela é formada por um átomo de Oxigênio e dois átomos de Hidrogênio, portanto:

Um mol de Hidrogênio pesa 1 grama

Um mol de Oxigênio pesa 16 gramas

Como a água é formada por H2O, um mol de água pesa 18 gramas.

Se quisemos saber a quantidade de moles num 1 litro de água pura (pesa 1 Kg), basta fazer a operação seguinte:

n = 1.000g/18g, portanto aproximadamente >>>> 55,55 moles

Válido para **C**ondições **N**ormais de **T**emperatura e **P**ressão (**CNTP**).

Íons

Como já visto anteriormente, o átomo é composto de núcleo e eletrosfera. Na eletrosfera, os elétrons ficam girando o tempo todo. A eletrosfera é composta por camadas, nas quais os elétrons - dessa camada - fazem o seu percurso circular. Quanto mais externa ao núcleo é essa camada de elétrons, menos atração os elétrons dessa camada são atraídos pelo núcleo. É nessa camada que os elétrons podem ser retirados ou colocados. Se determinado átomo, elemento, ou substância perde ou ganha um ou mais elétrons, ele é classificado como íon.

Íon positivo (cátion): é a denominação do átomo que perde elétrons, por algum motivo.

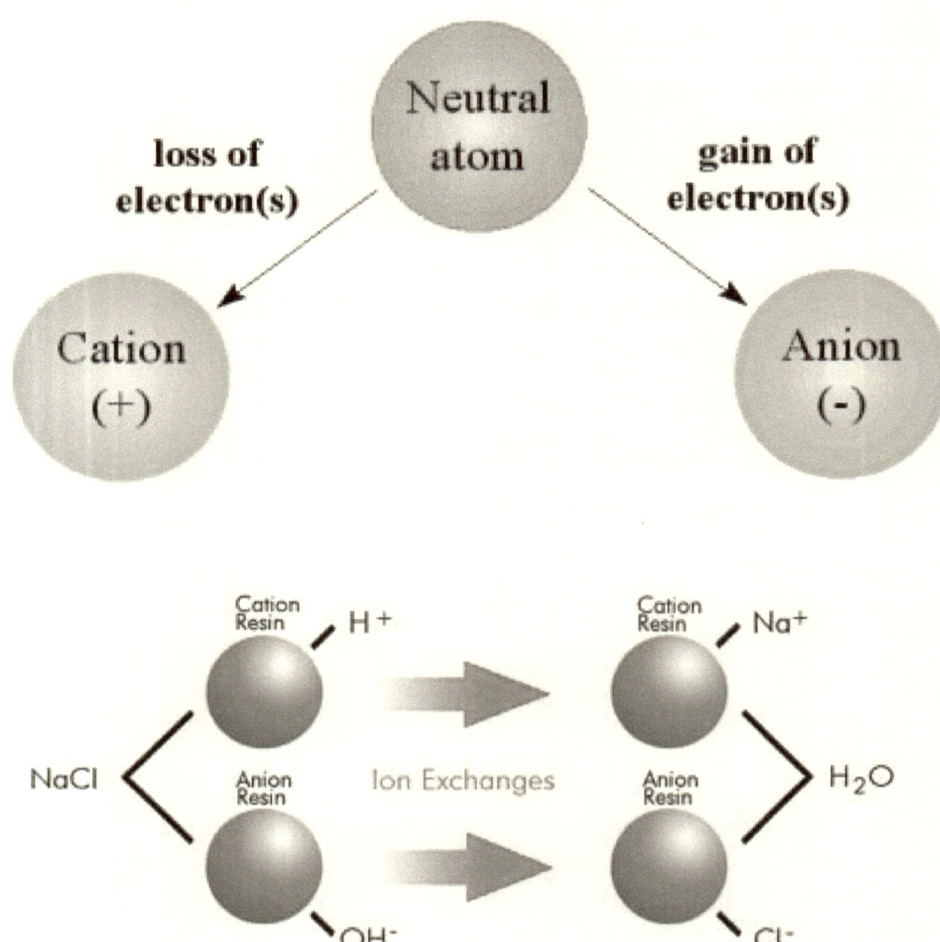

O elemento metálico Cobre (cu) perde um elétron da última camada, tornando-se um cátion, ou íon positivo.

Íon negativo (ânion): é a denominação do átomo que ganha elétrons, por algum motivo.

O composto NaCl (sal de cozinha) quando adicionado à água pura, dissocia-se gerando dois íons, um positivo (Na+) e outro negativo (Cl-).

Apenas enfatizando, o átomo, em sua estrutura normal, tem carga total nula, ou seja, o número de prótons é igual ao número de elétrons. Quando essa carga se desequilibrada, formam-se os íons. Certos átomos, como os de metais, têm fácil tendência de doar elétrons, com isso tornam-se íons positivos, ou cátions; outros átomos têm a tendência de capturar elétrons, formando íons negativos, ou ânions.

Exemplos de ionização

Abordaremos as mais simples, porém suficientes, para bem entender os tópicos adiante apresentados. Ionização, dissociação e oxirredução.

- Ionização de ácidos: considera-se como ácido toda a substância que, em solução aquosa (na água destilada), forma íons H+ (cátions de Hidrogênio).

Nota: ao rigor da química, formam-se íons H3O+; todavia como simplificação, pois não há alteração do resultado, adota-se como H+.

Ácido clorídrico: **HCl + H2O ⇌ H3O+ + Cl–**

Ácido nítrico: **HNO3 + H2O ⇌ H3O+ + NO3–**

Ácido sulfúrico: **H2SO4 + H2O ⇌ H3O+ + HSO4–**

- Ionização de bases (ou alcalinos): considera-se como base toda a substância que, em solução aquosa (na água destilada), forma íons OH- (íon Hidroxila ou Oxidrila).

Soda Cáustica ou NaOH – Hidróxido de Sódio + H2O ⇌ Na+ OH-

KOH – Hidróxido de Potássio + H2O ⇌ K+ + OH-

AgOH – Hidróxido de Prata + H2O ⇌ Ag+ + OH-

Ca(OH)2 – Hidróxido de Cálcio + H2O ⇌ Ca2+ + 2OH-

Zn(OH)2 – Hidróxido de Zinco + H2O ⇌ Zn2+ + 2OH-

À exceção do Nitrogênio, todas as outras bases são formadas por metais. Portanto, o átomo Nitrogênio combina-se com outros elementos, formando tanto ácidos quanto bases.

A amônia, ou amoníaco, trata-se de um composto gasoso que, ao ser dissolvido em água, sofre ionização produzindo como íon negativo exclusivamente OH–.

NH3 + H2O ⇌ NH4+ + OH- (Hidróxido de amônio, só existe em solução aquosa)

- Ionização (dissociação) de sais: estas substâncias, em água, dissociam-se formando dois íons, um positivo e outro negativo.

Cloreto de Sódio ou sal de cozinha - $HCl + H2O \rightleftarrows H+ + Cl- + H2O$

Bicarbonato de Sódio - $NaHCO3 + H2O \rightleftarrows (Na+) + (HCO3-)$

Outros sais familiares:

Carbonato de Cálcio ($CaCO3$): produção de mármore, vidro...

Sulfato de Cálcio ($CaSO4$): produção de giz, gesso...

Fluoreto de Sódio (NaF): fluoretação de água e pastas dentais..

Nitrato de Sódio ($NaNO3$): salitre do Chile. Usa-se como adubo.

Importante:

Ácidos, bases e sais podem ser classificados como orgânicos e inorgânicos.

Embora na prática não seja importante, há uma diferença conceitual sutil entre dissociação e ionização, sendo a dissociação mais utilizada para o caso de soluções salinas.

O aqui descrito leva em consideração a **CNTP** (Condições Normais de Temperatura e Pressão).

T = 20 graus C

P = 1 atm

Ácidos, bases, sais e óxidos

Não obstante existirem várias outras funções químicas, abordaremos somente as mais relevantes para a compreensão do objetivo desta obra.

O que é pH?

Essa sigla, certamente já vista pela maioria das pessoas, significa Potencial Hidrogeniônico (quantidade de prótons H+ presente numa solução). O número de pH determina se a solução aquosa (com água) tem caráter ácido, neutro ou básico (também chamado de alcalino).

Ilustrando:

pH de 0 (zero) a menor que 7 (sete): solução com caráter básico.

pH 7 (sete): solução com caráter neutro.

pH maior que 7 (sete) até 14 (quatorze): solução com caráter básico ou alcalino.

Como isso surgiu esse parâmetro?

Esse parâmetro surgiu ao se descobrir que a água, suas moléculas, pode recombinar-se moléculas formando íons - parece estranho, mas é a verdade -, hidrônio (H3O+) e hidróxido (OH-), denominado por autoionização ou autodissociação da água. As concentrações de H3O+ e OH- são idênticas. Com isso pode-se definir como constante de ionização o produto desses dois íons

$K\{w\} = [H3O+].[OH-] = 1,0 \cdot 10^{-14}$

Usando-se as propriedades de logaritmo - que não detalharemos por somente complicar este estudo, temos que Logaritmo na base 10 (dez) de $1,0 \cdot 10^{-14}$ - um vezes dez elevado a menos quatorze - é igual a -14. Isso implica que a máxima concentração de uma solução aquosa é igual a 14 (invertendo-se o sinal).

Solução ácida:

$[H+] > 10-7$ mol/L e $[OH-] < 10-7$ mol/L

Solução básica:

$[H+] < 10-7$ mol/L e $[OH-] > 10-7$ mol/L

Solução neutra:

$[H+] = 10-7$ mol/L e $[OH-] = 10-7$ mol/L

Cálculo do pH

Sendo o pH, por definição, uma grandeza logarítmica, ele pode ser calculado da seguinte maneira:

pH = log 1/[H+]

pOH = log 1/[OH-]

não esquecendo que

pH + pOH = 14 (Condições normais de temperatura e pressão)

Nota: você não precisará, caso tenha curiosidade, de ficar fazendo esses cálculo, pois existem equipamentos que medem o pH com muita precisão.

Ácidos

São comercializados em solução aquosa.

Os ácidos possuem sabor azedo. O vinagre (ácido acético), o limão (ácido ascórbico e cítrico) e o tamarindo são azedos porque contêm ácidos;

Os ácidos conduzem eletricidade em meio aquoso, pelo fato de desdobrarem-se em íons;

Os ácidos reagem com as bases formando sais e água. Esta reação é denominada reação de neutralização;

- Principais ácidos inorgânicos

HCl: ácido clorídrico

H_2SO_4: ácido sulfúrico

HNO_3: ácido nítrico

HF: ácido fluorídrico

- Principais ácidos orgânicos

CH_3COOH: ácido acético (vinagre)

$C_6H_8O_6$: ácido ascórbico, a conhecida Vitamina C

$C_6H_8O_7$: ácido cítrico

$C_3H_6O_3$: ácido lático - decorrente do processo de fermentação muscular ou do próprio leite.

H_3PO_4: ácido fosfórico

$C_4H_6O_6$: ácido tartárico, presente no vinho.

41

Bases

Tem sabor adstringente.

Ionizadas conduzem a corrente elétrica.

Combinadas com ácidos, produzem sais e água.

À exceção das bases formados com a presença do N (Nitrogênio) todas as demais bases são formadas por um metal ligada ao radical OH (hidróxido). São encontradas à venda no estado físico sólido, exceto a NH$OH.

NH4OH: hidróxido de amônio

NaOH: hidróxido de sódio (soda cáustica)

CaOH: hidróxido de cálcio

Mg(OH)2: hidróxido de magnésio (leite de magnésia, antiácido estomacal)

Al(OH)3: hidróxido de alumínio (antiácido)

O ácido muriático é o ácido clorídrico "impuro".

Sais

São comercializados na forma de cristais, estado sólido.

Têm sabor salgado.

Resultante da combinação de uma base com um ácido.

Ionizados (dissociados), conduzem corrente elétrica.

A solução aquosa de um sal (Hidrólise) pode resultar numa solução neutra, ácida ou alcalina, dependendo da força do ácido e da base que o compuseram.

Bicarbonato de sódio: NaHCO3 (antiácido estomacal, fermento químico, produto de limpeza)

Cloreto de sódio: NaCl (sal de cozinha)

Iodato de potássio: KIO3 (iodo para tireoide)

Brometo de sódio: NaBr (sedativo, anticonvulsivo)

Nitrato de prata: $AgNO_3$ (antisséptico)

Sulfato de magnésio: $MgSO_4$ (laxante)

Sulfato de bário: $BaSO_4$ (contraste para RX)

Estereato de sódio: $C_{17}H_{35}COO-Na^+$ (sabão comum)

Monourato sódico:

Cianeto de potássio ou cianureto de potássio: KCN (altamente tóxico, mortal, usado nas chamadas execuções em câmaras de gás).

Óxidos

O óxido é um composto químico binário formado por átomos de oxigênio com outro elemento em que o oxigênio é o mais eletronegativo. Os óxidos constituem um grande grupo na química, pois a maioria dos elementos químicos formam óxidos.

H_2O): óxido de dihidrogênio ou água

CaO: óxido de cálcio (cal virgem)

MgO: óxido de magnésio

SiO_2: óxido de silício

CO_2: dióxido de carbono ou gás carbônico

CO: monóxido de carbono - é um gás poluente e extremamente tóxico liberado nas combustões incompletas. A exposição a esse gás pode se dar por meio da poluição causada pela queima de combustíveis fósseis, como os derivados do petróleo, e na fumaça do cigarro.

H_2O_2: peróxido de hidrogênio - água oxigenada

ATENÇÃO: jamais prove o paladar de produtos químicos que você não conhece o poder destruidor, como podem ser os ácidos, bases, sais, etc. Se for manipulá-los, obedeça todas as recomendações de segurança do fornecedor, fabricante e dos profissionais de Química.

A oxidação

É muito comum confundir-se o processo químico oxidação com a ferrugem. Ferrugem é o processo pelo qual o elemento ferro e seus derivados se oxidam. Já oxidação é uma definição muito mais abrangente.

A oxidação ocorre quando um átomo perde elétrons. Portanto, **oxidação é um processo pelo qual um átomo, ou substância, perde elétrons**.

Entretanto esse fenômeno não ocorre isoladamente, ou seja, para um átomo, ou substância, se oxidar, outro átomo ou substância deve se reduzir. Em contrapartida, **reduzir é ganhar elétrons**.

Exemplo:

A fotossíntese

CO_2 = gás carbônico ou dióxido de carbono

H_2O = água ou óxido de hidrogênio

$C_6H_{12}O_6$ = glicose

O_2 = gás oxigênio

$6 CO_2(g) + 6 H_2O(l) \rightarrow C_6H_{12}O_6(aq) + 6 O_2(g)$

Veja que no primeiro membro da equação o Nox do átomo de oxigênio era igual a -2, mas, no segundo membro, esse Nox aumentou para zero. Isso significa que o oxigênio foi a espécie química que sofreu oxidação, ou seja, perdeu elétrons, e o dióxido de carbono (CO_2) foi o agente redutor.

Os óxidos podem ser classificados como ácidos, alcalinos, neutros, mistos, peróxidos ou anfóteros.

Óxidos básicos: o metal presente em sua fórmula, geralmente apresenta "carga elétrica" +1 e +2, ou seja, possuem caráter iônico. Reagem com ácidos formando sais.

Óxidos ácidos: no geral são formados por ametais e, apresentam caráter covalente. Reagem com bases formando sais.

Óxidos neutros: eles não reagem com água, ácido ou base, são covalentes, ou seja, sua composição é de ametais.

Óxidos anfóteros: pode se apresentar de dois modos. Em presença de um ácido se comportam como óxidos básicos, e na presença de uma base como óxidos ácidos.

Óxidos duplos ou mistos: quando dois elementos se unem e formam um óxido, esse vai ser denominado óxido misto.

Peróxidos: possuem em sua fórmula o grupo (O2) 2-. O mais comum é a chamada Água Oxigenada, cujo nome químico é Peróxido de Hidrogênio (H2O2).

Radicais livres

São átomos ou moléculas com elétrons desemparelhados, ou seja, **falta em sua estrutura química um elétron** (não confundir com íon). Por esse motivo, os radicais livres atacam outras moléculas para "roubar" elétrons e assim se tornarem estáveis. Essas moléculas atacadas se tornam radicais livres e irão tentar o mesmo com outras moléculas, estabelecendo assim uma reação em cadeia que pode causar vários danos à um organismo.

Devido à presença de elétrons desemparelhados, os radicais livres são altamente reativos e podem participar de reações colaterais indesejáveis, resultando em danos celulares. Muitas **formas de câncer** são consideradas como o resultado de reações entre radicais livres e DNA, resultando em mutações que podem afetar negativamente o ciclo celular e, potencialmente, levar a malignidade. Além disto, os radicais livres promovem o processo de envelhecimento e estão relacionados com as doenças cardíacas, com o **Mal de Parkinson e de Alzheimer**.

A formação de radicais livres ocorre continuamente no nosso organismo. Reações internas que servem como fontes de radicais livres incluem aquelas envolvidas na cadeia respiratória, na fagocitose, reações envolvendo ferro e outros metais de transição, exercícios físicos, entre outras. **A prática de exercícios físicos de grande intensidade aumenta o consumo de oxigênio no corpo que consequentemente leva á liberação de radicais livres**. Por isso, é muito comum atletas além de possuírem uma alimentação rica em frutas e legumes, consumirem cápsulas de antioxidantes que são substâncias que ajudam a combater e neutralizar os radicais livres.

Os radicais livres também podem ser produzidos devido a fatores externos. **Algumas fontes externas geradoras de radicais livres são a fumaça de cigarro, álcool, poluentes ambientais, radiação, luz ultravioleta, drogas pesticidas, alguns solventes industriais**, entre outras.

As tensões da vida moderna combinada com a idade e as deficiências nutricionais (alimentação rica em gorduras saturadas, açúcares e pobres em nutrientes), contribuem para o aparecimento de radicais livres no organismo. Portanto, é muito importante, adicionar à dieta alimentar muitas verduras, frutas, legumes, cereais integrais, que são fontes de antioxidante e protegem o corpo dos efeitos prejudiciais dos radicais livres.

O organismo pode lidar com os radicais livres através dos antioxidantes naturais como as enzimas glutationa, a catalase e superóxido dismutase. Porém, se estas não forem suficiente, devido à produção excessiva de radicais livres, muitos danos podem ocorrer. Portanto uma alimentação saudável rica em antioxidantes (**vitamina C, vitamina E, vitamina A e beta-caroteno)** é fundamental para manter o bom funcionamento do organismo.

O Oxigênio gera radicais livres

95% do Oxigênio respirado por nós é utilizado na geração de energia. Contudo, os outros 5% são transformados pelo nosso corpo em radicais livre. Como exemplo de radicais livres podemos citar: superóxido, peróxido de hidrogênio (H_2O_2, Água Oxigenada) e radicais hidroxila (OH).

O que produz radicais livres

São produtores: oxigênio, alimentos que contêm agrotóxicos, aditivos, estresse, cigarro, álcool, radiação, algumas drogas químicas sintéticas, transplantes de pele ou de órgãos, toxicidade por metais pesados, poluição, isquemia etc.

Esses elementos gerarão o **processo oxidativo** ou o estresse oxidativo, que pode variar desde a injúria celular até a morte, passando por vários estágios, desde sintomas clínicos, envelhecimento, doença degenerativa até doença autoimune.

Antioxidantes

São capazes de retardar ou impedir o dano oxidativo, causado pelos radicais livres, que podem levar à disfunção das células culminando com problemas orgânicos, tais como doenças cardíacas, diabetes e câncer. O papel dos antioxidantes é bloquear as reações de oxidação e oferecer proteção às membranas e outras partes das células.

Os Antioxidantes podem ser classificados em dois tipos:

Hidrofílicos: São os solúveis em água

Hidrofóbicos: São solúveis em lipídios

Em geral, os antioxidantes solúveis em água reagem com oxidantes no citosol celular (líquido que preenche o citoplasma das células) e no plasma do sangue, enquanto os antioxidantes solúveis em lipídios protegem as membranas celulares da peroxidação lipídica. **Os antioxidantes podem ser sintetizados no organismo ou obtidos a partir da dieta.**

Algumas enzimas antioxidantes são produzidas dentro do corpo como o superóxido dismutase, a catalase e a glutationa. O superóxido dismutase catalisa a dismutação do superóxido em oxigênio e peróxido de hidrogênio. A catalase, por sua vez, decompõe o peróxido de hidrogênio em água e oxigênio. A glutationa é um agente de desintoxicação, que se liga com diferentes toxinas. **Outros agentes antioxidantes são encontrados nos alimentos, como vegetais folhosos, frutas, legumes, hortaliças e cereais integrais.**

Uma dieta rica em frutas, vegetais e grãos integrais fornece uma grande quantidade e variedade de antioxidantes, contribuindo para aumentar a defesa imunológica e diminuir o risco de desenvolver doenças e infecções. Consumir frutas e vegetais crus, invés de cozidos, fornece maior concentração e melhor absorção dos antioxidantes.

Os benefícios de consumir alimentos ricos em antioxidantes como o beta-caroteno, licopeno, selênio, vitamina A, vitamina C, vitamina E, entre outros, são enormes. Além de diminuir o risco de desenvolver certas enfermidades, estudos relatam que os antioxidantes também possuem efeito **antienvelhecimento.**

Sistema respiratório

O sistema respiratório é formado pelos órgãos que têm a função de promover a troca gasosa entre o organismo dos seres vivos e o meio-ambiente. O objetivo final é possibilitar a respiração celular.

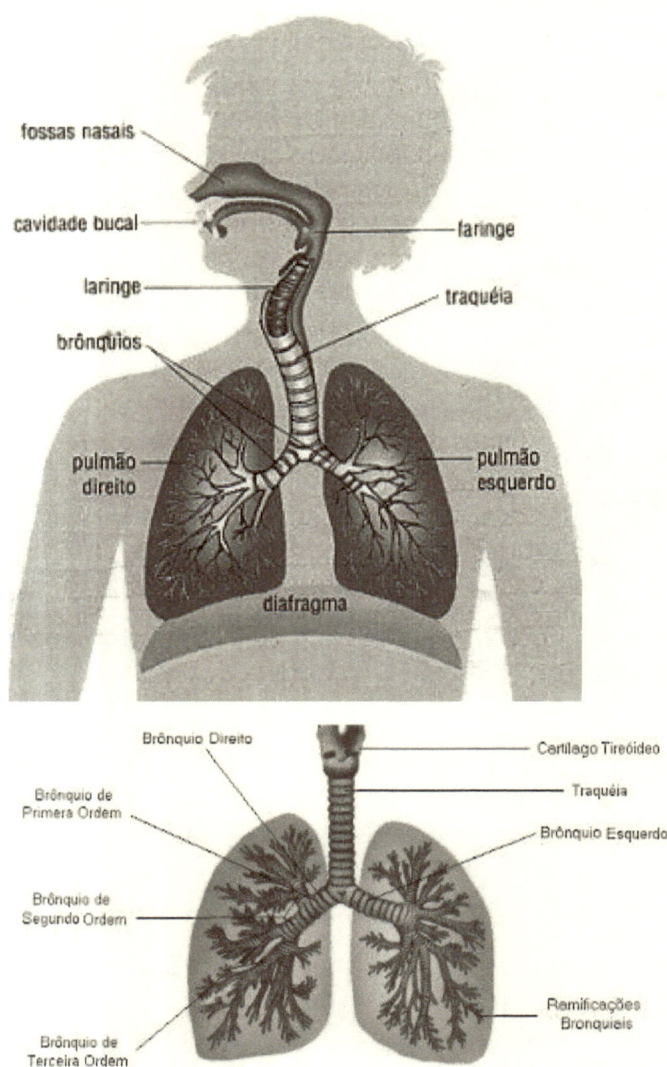

O sistema é formado por nariz externo, cavidade nasal, faringe, laringe, além da parte superior da traqueia, parte inferior da traqueia, os brônquios, bronquíolos, alvéolos e pulmões, assim como as camadas das pleuras e os músculos que formam a cavidade torácica.

Nariz

O nariz é a parte externa utilizada para sugar o ar (em condições anormais, utiliza-se a boca) que respiramos. Sua parte exterior é denominada nariz externo, e a escavação interior é conhecida como cavidade nasal. As saliências semilunares laterais do nariz recebem a denominação de asas do nariz, e abrigam as narinas, pelas quais o ar é canalizado.

Depois o ar passa pelas cavidades nasais direita e esquerda, revestidas por mucosa respiratória, que são divididas pelo septo nasal. Dentro das narinas, existem **pequenos pelos** que tem como função filtrar as partículas de poeira que são inaladas. Existem ainda, na cavidade nasal, algumas células receptoras para o olfato e veias periféricas para aquecer o ar.

A cavidade nasal é, por sua vez, a escavação no interior do nariz, subdividida em compartimento direito e esquerdo, sendo que cada um deles contêm um orifício anterior, que é a narina que já citamos, e um posterior, chamado de coana. Essas coanas são responsáveis por comunicar a cavidade nasal com a faringe.

Faringe

Faringe é o nome dado ao tubo que começa nas coanas e continua até parte inferior do pescoço. Está situada atrás das cavidades nasais e à frente das vértebras cervicais. Sua função é atuar na passagem de ar e alimentos, e é dividida em três regiões anatômicas:

Nasofaringe é como chamamos a porção superior da faringe. Ela tem duas comunicações com as coanas, dois óstios faríngeos das tubas auditivas e com a orofaringe. As tubas auditivas se comunicam por meio do ósteo faríngeo, que conecta a parte nasal da faringe com a cavidade média timpânica do ouvido.

Orofaringe é a parte intermediária, situada atrás da cavidade oral que se estende do palato mole até o nível do hióide, tendo, inclusive, comunicação com a boca e servindo de passagem para alimentos além do ar.

Laringofaringe é a parte que se estende para baixo, a partir do osso hióide, e faz conexão com o esôfago e com a laringe.

Laringe

O órgão é curto e conecta a faringe com a traqueia. Está situada na linha média do pescoço. Possui três funções principais, que são atuar como passagem do ar durante a respiração, produzir o som – voz – e impedir que alimento e objetos estranhos entrem nas estruturas respiratórias.

Traqueia

A traqueia, por sua vez, é o nome dado ao tubo que tem entre 10 e 12,5 centímetros de comprimento e 2,5 centímetros de diâmetro, e faz continuação à laringe, penetrando no tórax. Termina com uma bifurcação - os dois brônquios principais, que são o direito e o esquerdo.

Brônquios

Os brônquios são principais, lobares e posteriormente bronquíolos e alvéolos. Confira:

Os brônquios principais são aqueles que ligam a traqueia aos pulmões. Subdividem-se, ao chegar nos pulmões, em brônquios lobares. Brônquios lobares se dividem em seguida em brônquios segmentares, sendo que cada um deles se distribui a um segmento distinto pulmonar.

Os brônquios em seguida dividem-se em tubos cada vez menores, que são os bronquíolos. Estes continuam a ramificação, dando origem aos minúsculos túbulos que são chamados de ductos alveolares, que terminam em estruturas minúsculas denominadas alvéolos.

Estes, por fim, são sáculos de ar minúsculos, que constituem o final das vias respiratórias. Eles têm como função trocar oxigênio e dióxido de carbono por meio da membrana capilar que os envolve.

Pulmões

Os pulmões, têm uma forma que lembra uma pirâmide com um ápice, uma base, três bordas e três faces. São órgãos essenciais na respiração e estão localizadas no interior do tórax, onde o ar atmosférico se encontra com o sangue circulante para, finalmente, ocorrerem as trocas gasosas. O pulmão direito é mais espesso e mais largo que o esquerdo e ambos pesam, em média, 700 gramas e têm 25 centímetros de altura. O direito é mais vertical, largo e curto do que o esquerdo.

Funções do oxigênio

Este gás é um dos componentes essenciais na produção de energia. Sem ele quase nada poderíamos fazer, porque não teríamos energia suficiente para nossas atividades diárias normais. O oxigênio é absorvido pelo nosso organismo com ajuda da hemoglobina - que se oxida na presença dele formando a **oxiemoglobina** - agindo na respiração celular para produção de ATP.

Alguns tecidos do nosso corpo são capazes de gerar energia sem o oxigênio - por exemplo os músculos - num processo denominado fermentação.

O que é hemoglobina?

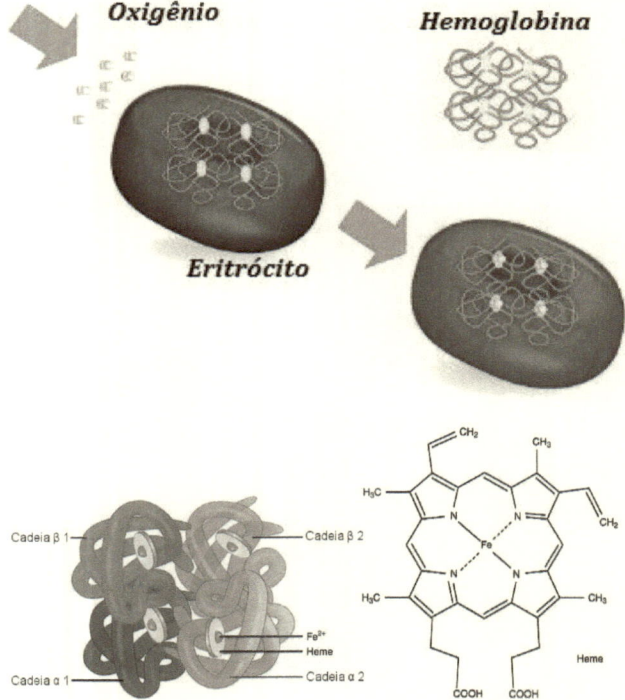

A hemoglobina é uma proteína que está presente no interior das hemácias (glóbulos vermelhos do sangue) e que tem como função principal

transportar o oxigênio dos pulmões para as células do corpo. É a hemoglobina que dá a cor vermelha aos glóbulos vermelhos.

Quanto à sua estrutura molecular, a hemoglobina é composta por um pigmento heme com ferro no seu interior e uma proteína chamada globina, formada por dois pares de cadeias polipeptídicas. Estas cadeias combinam-se entre si, dando origem a diferentes moléculas de hemoglobina.

Sistema digestório

O aparelho digestivo ou digestório ou ainda sistema digestório é o sistema responsável por obter os nutrientes necessários às diferentes funções do organismo, como crescimento, energia para reprodução, locomoção, reposição, etc. É composto por um conjunto de órgãos que têm por função a realização da digestão.

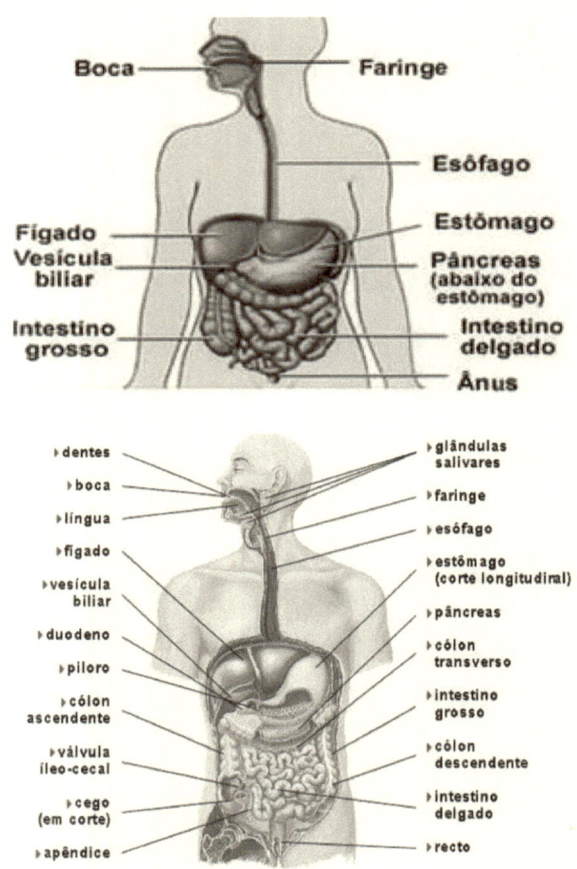

Boca

A boca é a abertura pela qual o alimento entra no tubo digestivo, onde o alimento é preparado para a digestão, por meio da mastigação proporcionada pelos dentes e a língua.

Faringe

A faringe é o canal por onde passa o alimento que se dirige ao esôfago.**Esôfago**

O esôfago situa-se entre os pulmões, atrás do coração, é o canal que une a faringe ao estômago, onde o bolo alimentar é empurrado até o estômago, através de contrações musculares.

Estômago

O estômago é um órgão, em formato de bolsa e dividido em três partes: a cárdia, o corpo (fundo) e o antro. No estômago o alimento é misturado com o suco gástrico que é uma solução rica em ácido clorídrico e enzimas (pepsina e renina).

Intestino

No intestino delgado a quebra das moléculas alimentares se torna completa e são absorvidas no sistema digestivo para o circulatório e enviadas às células.

Pâncreas

O pâncreas que faz parte das glândulas anexas> Possui 15 cm de comprimento, fabrica enzimas digestivas e secreta os hormônios insulina e glucagon. O pâncreas é o responsável pelo controle dos açucares no organismo, liberando insulina ou o glucagon. A insulina transporta a glicose para o interior das células; o glucagon força o fígado a transformar o glicogênio em glicose e liberá-lo na corrente sanguínea.

Fígado

O fígado é também outra glândula anexa. Armazena glicogênio, ferro, cobre e vitaminas e produz carboidratos a partir de lipídeos ou proteínas e sintetiza o colesterol. Esse órgão é considerado um laboratório extremamente complexo, sendo o único órgão, salvo excessos, a conseguir se regenerar.

Ânus

O caminho dos alimentos ingeridos

A digestão começa na boca, pois nela há elementos que auxiliam esse processo, como a língua, os dentes e as glândulas salivares.

Quando levamos os alimentos à boca, nós os cortamos, trituramos e dividimos, cada vez mais, com dos dentes. Esse trabalho assemelha-se ao de um liquidificador. O processo é auxiliado pela saliva, que umedece a comida e pela língua, que ajuda a misturá-la, formando o bolo alimentar. Devemos triturar bem os alimentos porque as substâncias químicas realizadoras da digestão são conhecidas como enzimas que precisam entrar em contato com os grupamentos atômicos que formam os alimentos para poder desmontá-los. **Assim, quanto menor for o pedaço de comida, maior será o contato da enzima com ele.**

Da boca, o bolo alimentar desce pela faringe, pelo esôfago e chega ao estômago.

No estômago, o alimento sofre a ação do suco gástrico, uma solução rica em enzimas e ácido clorídrico, que atuará na digestão de diversos tipos de substâncias, iniciando a "quebra" das proteínas.

Do estômago, o bolo alimentar segue para os intestinos, onde sofrerá a ação de enzimas e serão absorvidas as substâncias úteis ao metabolismo do organismo, no qual será banhado por sucos digestivos produzidos pelo pâncreas, fígado e parede intestinal.

No duodeno se processa ainda a digestão das gorduras. A bile, fabricada pelo fígado e armazenada na vesícula biliar, é despejada e emulsifica a gordura. Ela transforma as "gotas grandes" de gordura em "gotas menores" (como o detergente faz na louça engordurada), aumentando a superfície de contato da lípase, uma enzima produzida pelo pâncreas, com as moléculas de gordura.

Assim, os lipídeos ou gorduras são transformados em componentes mais simples, **os ácidos graxos e o glicerol** (álcool), os quais podem passar pelas paredes dos intestinos.

A região seguinte do intestino delgado pode ser subdividida em jejuno (por ser encontrado geralmente vazio) e íleo (palavra de origem grega que significa voltear - onde o intestino delgado faz circunvoluções no interior de nosso ventre). Nessa região, as enzimas conhecidas como peptidases completam a transformação das proteínas em aminoácidos e a maltase (uma enzima produzida pela parede do intestino) transforma a maltose em duas moléculas de glicose. Outros açúcares também são digeridos nessa região.

Na porção final (íleo) ocorre a absorção das moléculas dos alimentos que já foram quimicamente transformadas pelas enzimas e assim são capazes de passar pela parede do intestino e ganhar o sangue, que distribuirá essas moléculas a todas as células do corpo. Nessa região, grande parte da água existente no bolo alimentar também é absorvida. Os restos alimentares não digeridos chegam ao intestino grosso, onde continua ocorrendo a absorção de água, e são formadas as fezes pastosas que saem do corpo através do ânus.

Água, sais minerais e vitaminas, não sofrem transformação pelo Sistema Digestivo.

Sistema circulatório

A função desse sistema, dentre outras, é fazer com que o sangue chegue a todas as células do corpo. Isso é necessário pois os nutrientes são carregados pelos sangue, além de ser ele o responsável pelo transporte das toxinas para o rins as expelirem.

O sistema circulatório, também chamado de sistema cardiovascular, é composto de sangue, coração, artérias, capilares sanguíneos e veias. O sistema circulatório humano é subdividido em sistema sanguíneo e sistema linfático.

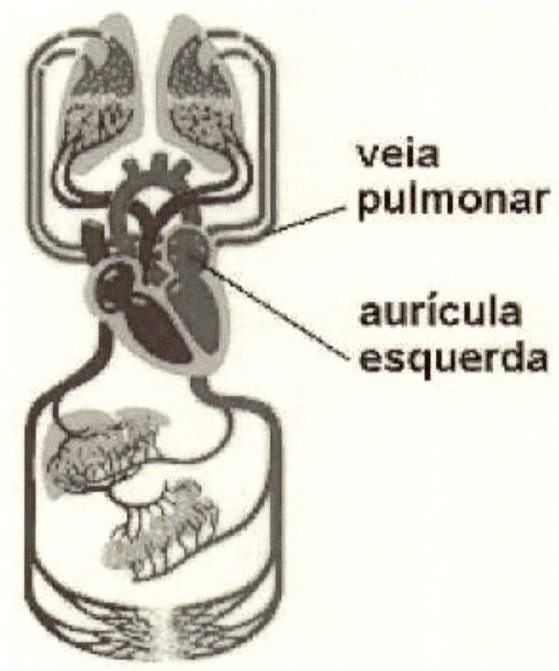

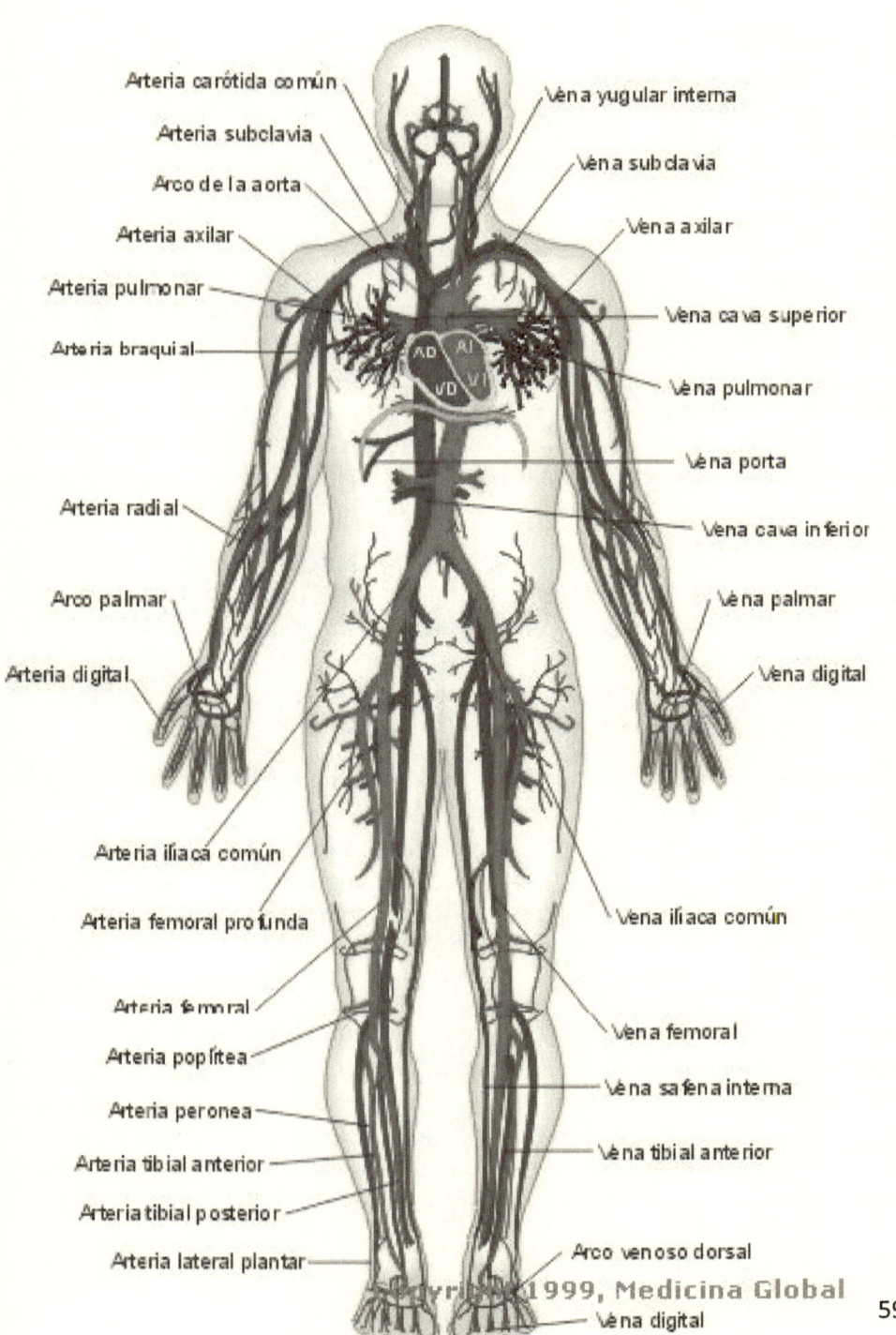

Arteria carótida común
Arteria subclavia
Arco de la aorta
Arteria axilar
Arteria pulmonar
Arteria braquial
Arteria radial
Arco palmar
Arteria digital
Arteria ilíaca común
Arteria femoral profunda
Arteria femoral
Arteria poplítea
Arteria peronea
Arteria tibial anterior
Arteria tibial posterior
Arteria lateral plantar

Vena yugular interna
Vena subclavia
Vena axilar
Vena cava superior
Vena pulmonar
Vena porta
Vena cava inferior
Vena palmar
Vena digital
Vena ilíaca común
Vena femoral
Vena safena interna
Vena tibial anterior
Arco venoso dorsal
Vena digital

AD   AI
VD   VI

59

Esse sistema também é responsável pela defesa de nosso organismo, coagulação sanguínea, regulação da temperatura corporal, dissipação de calor, transporte de hormônios, intercâmbio entre órgãos, transporte de nutrientes, toxinas e gases.

O sistema sanguíneo é composto pelo sangue, vasos sanguíneos e coração.

As artérias são vasos que levam o sangue do coração até os órgãos e tecidos. Compostas por parede espessa, a compressão exercida pelas artérias permite controlar a pressão do sangue que circula em algumas regiões do corpo. Todas as artérias que saem do coração tornam-se menores progressivamente, até atingirem todas as partes do corpo. Órgãos e tecidos possuem finíssimos vasos chamados de arteríolas que se prolongam e se tornam mais finos ainda, sendo chamados de capilares sanguíneos.

As artérias coronárias são as responsáveis pela irrigação do músculo cardíaco, que fornecem grande quantidade de oxigênio e nutrientes às células do coração, visto que esse órgão possui grande atividade e função vital. Se, por algum motivo, houver obstrução dessa artéria, algumas áreas do coração irão ficar sem irrigação, o que provocará a morte das células e consequente infarto do miocárdio.

Os capilares sanguíneos são vasos muito finos que fazem a comunicação entre arteríolas e vênulas (veia de pequeno diâmetro). A parede dos capilares é composta por uma única camada de células que possuem espaços entre si, por onde sai o líquido sanguíneo (líquido tissular). O líquido tissular irriga as células com oxigênio e nutrientes e retira os excretas provenientes do seu metabolismo, levando-os até os capilares sanguíneos e reintegrando-os ao sangue para ser eliminado na excreção.

As veias são vasos que transportam o sangue dos órgãos e tecidos até o coração. Essa circulação de sangue no interior das veias ocorre em razão das contrações dos músculos esqueléticos que estão próximos a elas, que as comprimem fazendo o sangue circular. Dessa forma, nas veias que possuem um diâmetro maior há válvulas para impedir o refluxo do sangue, o que garante que a circulação ocorra apenas em um sentido.

O nosso coração adulto pesa cerca de 400 g. É constituído por tecido muscular estriado cardíaco, mais conhecido como miocárdio (myos=músculo; cardio=coração), e possui quatro câmaras cardíacas. As câmaras superiores do coração são chamadas de átrios cardíacos ou aurículas, e as câmaras inferiores são chamadas de ventrículos cardíacos. A parede dos ventrículos é muito mais espessa do que as paredes dos átrios, em virtude da função de cada um. O átrio bombeia sangue para os ventrículos, enquanto que os ventrículos bombeiam o sangue para todas as partes do corpo, o que exige maior pressão.

O coração recebe o sangue por meio de vasos. No átrio esquerdo entra sangue rico em oxigênio, sangue que veio dos pulmões, enquanto que o átrio direito recebe sangue rico em gás carbônico, sangue proveniente do corpo. O átrio esquerdo tem comunicação com o ventrículo esquerdo através da valva mitral, também chamada de valva bicúspide ou valva atrioventricular esquerda, que tem a função de manter a circulação sempre no sentido do átrio para o ventrículo. O átrio direito também se comunica com o ventrículo direito por meio da valva tricúspide, também chamada de valva atrioventricular direita, que possui a mesma função que a valva mitral.

O sangue que está no interior dos átrios é expulso para os ventrículos quando ocorre uma contração chamada de sístole atrial. Os ventrículos, que estão relaxados, recebem o sangue e também se contraem (sístole ventricular), fazendo com que as duas valvas atrioventriculares se fechem e expulsem o sangue do coração. Esse sangue é expulso para artérias de grosso calibre que saem do ventrículo direito (artéria pulmonar) e ventrículo esquerdo (artéria aorta). A artéria pulmonar leva esse sangue para o pulmão, ao mesmo tempo em que a artéria aorta manda o sangue para irrigar todas as regiões do corpo.

Funções do sangue

Inevitavelmente, falando-se de Sistema Circulatório, fala-se de sangue.

O sangue é um fluido produzido na medula óssea, composto por plaquetas, hemácias e leucócitos que ficam dispersos no plasma. Impulsionado pelo coração, o sangue é levado a todas as regiões do corpo no interior de artérias, veias e capilares sanguíneos.

Funções:

- Realizar a respiração celular.

- Transportar oxigênio até os diversos tecidos do corpo.

- Transportar parte do gás carbônico através da hemoglobina (um dos principais componentes das hemácias).

São responsáveis pela proteção do organismo (função imunológica). Combatem microrganismos (vírus, bactérias, parasitas) causadores de doenças e qualquer substância estranha que penetre no corpo humano (exemplo: proteínas que não são estranhas ao organismo).

- Fazem a limpeza do organismo, através da destruição de células mortas ou restos de tecidos.

Somente a título de informação, o nosso sangue tem o pH de 7,2 a 7,45. Essa característica de pH é controlada pela retenção do gás carbônico ou síntese de íon Bicarbonato, lançados na corrente sanguínea.

Sistema excretor

O sistema excretor é um conjunto de órgãos que exerce a função de eliminar substâncias encontradas em excesso no corpo ou nocivas à saúde humana. Sendo assim, possui um papel importantíssimo, promovendo equilíbrio dinâmico entre as células e o meio externo.

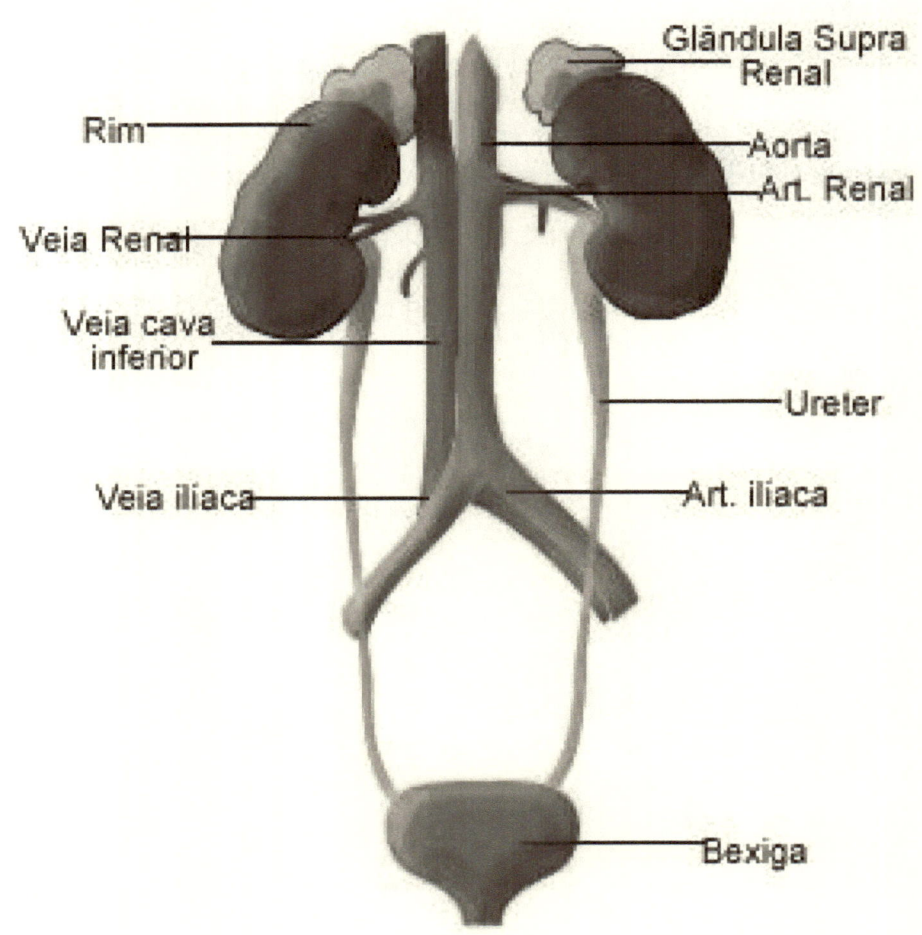

Rim

Veia Renal

Veia cava
inferior

Veia ilíaca

Glândula Supra
Renal

Aorta

Art. Renal

Ureter

Art. ilíaca

Bexiga

Sistema excretor

Designa-se como **sistema excretor** qualquer conjunto de órgãos que eliminem o que o corpo não necessita, num <u>organismo</u>, é responsável pela filtragem do sangue, regulação do teor de água e sais minerais e eliminação de resíduos nitrogenados formados durante o metabolismo <u>celular</u>.

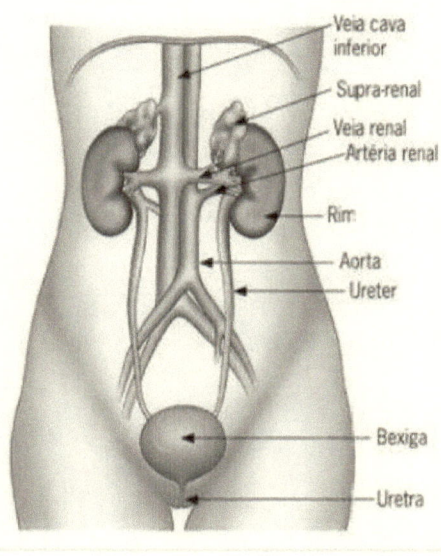

Veia cava inferior
Supra-renal
Veia renal
Artéria renal
Rim
Aorta
Ureter
Bexiga
Uretra

O que são as excreções e como são originadas:

As células no processo conhecido como metabolismo, realizam reações químicas, liberando energia e resíduos que, em algumas situações, são nocivos ao organismo e, por isso, devem ser eliminados pelo sistema excretor.

Sistema urinário

É uma das principais vias que eliminam as impurezas e substâncias abundantes no corpo humano. É formada por um par de rins, um par de ureteres, a bexiga e a uretra. Neste sistema, as mais importantes funções são: produzir, concentrar e eliminar a urina. Porém, cada órgão é responsável por atividades indispensáveis no organismo, sem elas o funcionamento do corpo não seria o mesmo.

Rins

Essas unidades são encarregadas de produzir a diálise, que nada mais é do que a filtragem sanguínea. Dentro dos rins, são encontradas estruturas chamadas de néfrons, onde o sangue é efetivamente filtrado. Nessa região, o sangue ainda útil é levado novamente para corrente sanguínea e o líquido com as impurezas e substâncias em excessos são encaminhados para os tubos coletores que, por usa vez, os mandam para as pirâmides de malpighi. A conclusão da tarefa dos rins é feita quando as pirâmides encaminham a substância produzida para o bacinete.

Ureteres

Os ureteres são duas vias que ligam os rins a bexiga. Eles possuem a função de condutores, pois levam a urina dos bacinetes até a bexiga.

Bexiga

O órgão chamado de bexiga é um reservatório músculo-membranoso. É localizado em regiões diferentes em homens e mulheres. Nos do sexo masculino, ela é encontrada na parte ascendente à cavidade pélvica, já no sexo feminino está na frente do útero.

Tem como função servir como um depósito de urina provenientes dos rins, que chegam através dos ureteres. Se não existisse a bexiga, os animais vertebrados, incluindo nós, os humanos, teríamos que "fazer xixi" em períodos muito curtos. Para isso não ocorrer, esse órgão tem a capacidade de conter de 250 a 350 mililitros.

Uretra

Por fim, depois do sangue ter sido filtrado, reabsorvido e transformado em urina nos rins e após essa substância ter sido encaminhada dos ureteres até a bexiga, chega a hora de ser eliminada pela uretra. Nos homens, esse tubo que se prolonga da bexiga até o exterior, é também responsável pela eliminação dos espermas, por essa razão possui uma diferença de tamanho com relação ao das mulheres, sendo menor nesse último caso.

Glândulas sudoríparas

Outra forma do corpo eliminar as substâncias desnecessárias para o organismo humano é através do suor. Usando como órgão excretor o duto sudoríparo, o suor é produzido pelas glândulas sudoríparas, essas, por sua vez, estão espalhadas por todo o corpo, principalmente nas axilas, palma das mãos e no solado dos pés.

O ser humano é um animal homeotérmico, isto quer dizer que ele mantém a temperatura do corpo constante. Para isso ocorrer da melhor forma, o suor é expelido. Uma substância meio salgada, pois possui cloreto de sódio. Além disso, contém em sua composição água, ureia e ácido úrico.

O modo de transpiração ocorre na superfície da pele, saindo pelos poros.

Atenção: fezes não são classificadas como excreções.

A excreção não se restringe à urina, pois o suor e a respiração também excretam substâncias.

Funções da água

Embora varie de acordo com a idade e com o estado físico da pessoa, em média 70% da massa do corpo humano é composto por água. Para melhor entender a necessidade de manter o nosso organismo continuamente hidratado, explanaremos e recordaremos algumas situações que necessitam desse precioso líquido:

Geração da energia

Fonte de sais minerais

Eliminar toxinas

Ajudar a manter o pH sanguíneo

Impedir precipitação das substâncias nocivas (solvente)

Hidratação da cútis e demais camadas da pele.

Manter alta produção de saliva

Facilitar o trabalho dos rins

Reguladora da temperatura corporal

Agente principal da hidrólise

Lubrificantes de órgãos e outras partes do corpo

Quantidade diária a ser ingerida

Os tratados médicos divergem ligeiramente a respeito desse assunto. Além disso a quantidade ideal depende do estilo de vida da pessoa. Contudo, a boa notícia é que, mesmo exagerando na quantidade, o nosso organismo a expele pela urina, sendo ótimo para os rins, que permanecem por mais tempo sem acúmulos de toxinas. Ela deve ser ingerida mesmo nos dias de frio intenso, mesmo se a pessoa for hipertensa, porque os diuréticos devem auxiliar nesse equilíbrio.

Procure beber de 2 (dois) a 3 (três) litros por dia, aumentando nos casos de trabalhos e exercícios intensos. Beba em pequenas quantidades, para que não haja um pico de fartura de água e o organismo a expila.

Somente como informação, o nosso sangue tem o pH de 7,2 a 7,45. A água ingerida por nós deve, preferencialmente, ter o pH nessa faixa, ligeiramente alcalina.

Prevenção da calvície

Excetuando-se as situações extraordinárias, a (alopecia) calvície é uma característica genética, portanto dela, até o presente momento, portadores desse gene, não conseguem escapar desse vaticínio. Todavia, alguns bons hábitos podem retardar em muito esse futuro:

Se a sua rotina diária for estressante, reserve 20 minutos por dia para admirar a natureza e o canto dos pássaros;

Mantenha seus cabelos sempre limpos, livre de poeira, óleos e outras substâncias;

Evite alimentos gordurosos, ou diminua o seu consumo drasticamente;

Diminua o consumo de sal, substituindo-o por outros condimentos naturais;

Diminua drasticamente o consumo de açúcar solto - refrigerantes, no café, no leite, no suco, etc;

Lave seu cabelos diariamente, ou sempre que estiverem sujos, utilizando-se de um produto apropriado ou de um sabão neutro;

Procure massagear o couro cabeludo numa posição em que o sangue circule abundantemente para a cabeça (de cabeça para baixo), por cinco minutos a cada três dias;

Faça escovação diariamente, antes de dormir, em todas as direções, por no mínimo 10 minutos;

Salvo extrema necessidade, ou imperativo profissional, evite penteados que repuxem o couro cabeludo;

Faça aplicação de seiva de folha de babosa, fartamente, no couro cabeludo, deixando-a aplicada por 30 minutos. Depois lave normalmente;

Se tiver caspa, combata-a, mesmo que para isso, tenha de consultar um profissional no assunto;

A caspa também pode ser combatida com aplicação de limão, depois enxaguar, então passar uma solução de uma colher de sobremesa de bicarbonato de sódio em 90 ml de água potável (máximo duas vezes por semana, ou a critério médico);

Salvo situações extremas, como frio intenso, calor intenso, ambientes poluídos, imperativos profissionais, não use chapéu ou bonés.

A autoestima é muito importante, portanto, caso de sinta insatisfeito com sua "carequinha", procure profissionais de implante e outras soluções.

Xampu para cabelos oleosos de babosa **(a chique Aloe vera)**

Material

3 folhas de babosa média

1 limão

1 colher de chá

1 xampu neutro infantil

1 embalagem de vidro com 500 ml

1 copo tipo americano

liquidificador

1 funil

1 colher de sopa

1 coador

Preparo

Colha folhas de babosa;

Com cuidado, retire-lhe os espinhos laterais;

Com cuidado, divida em duas metades, no sentido longitudinal;

Com auxílio do copo americano, raspe, vagarosamente, a parte interna de cada metade da folha, para retirar-lhe o gel;

Com auxílio do liquidificador, misture bem duas colheres desse gel com duas colheres de sopa de suco de limão com 50 ml do xampu neutro infantil;

Bater por 5 minutos, coar e acondicionar no recipiente de vidro - O SEU XAMPU;

Lave os cabelos com sabonete neutro;

Seque-os bem com a toalha;

Aplique-lhes o SEU XAMPU, massageando, levemente, todo o couro cabeludo;

Deixe-o agir por 5 minutos;

Agora é só enxaguá-los.

Obs. mantenha O SEU XAMPU na geladeira, por até 6 (seis) dias, se for o   caso.

Xampu de aloe vera e mamão (para cabelos secos)

Material

1 mamão médio maduro

1 colher de sopa de gel de aloe vera, conforme ensinado acima

1 xícara de chá xampu neutro infantil

1 liquidificador

1 recipiente de vidro de 500 ml

1 funil

1   coador

Preparo

Corte o mamão, após descascá-lo e retirar-lhe as sementes, em pequenos pedaços;

Bata no liquidificador, sem adição de água. até formar-se uma pasta;

Acrescente ao poucos, o gel de babosa, batendo em velocidade baixa, por 3 a 5 minutos;

Acrescente, aos poucos, o xampu neutro, batendo em baixa velocidade por mais 5 minutos;

Coar e acondicionar no recipiente de vidro - O SEU XAMPU;

Use-o para lavar seus cabelos, conforme ensinado acima;

Conserve em geladeira, por no máximo 5 dias.

Xampu anticaspa genérico

Ingredientes

11 folhas de boldo

4 galhos de arruda

11 folhas de melão-de-são-caetano

900 ml de água mineral sem gás

1 pedaço pequeno de sabão de coco.

1 funil

1 coador

Preparo

Lavar bem todas as ervas, para evitar contaminação por micro-organismos;

Separe 400 ml daquela água e coloque as ervas de molho nela, por no mínimo 20 minutos;

Leve essas ervas em banho, para bater no liquidificador, em velocidade baixa, por 5 minutos;

Coe esse **preparado 1** e reserve-o;

Pique bem o sabão de coco;

Ferva-o nos 500 ml de água, até dissolver bem;

Ainda quente, coloque o sabão dissolvido junto com o preparado 1 e bata tudo no liquidificador, em velocidade baixa, por 8 minutos;

Acondicione no vidro, para usá-lo, quando necessário;

Conserve em geladeira.

Você pode personalizá-lo, adicionando-lhe, ao bater pela segunda vez no liquidificador, duas gotinhas de essência do seu perfume predileto.

Tônico capilar

Se os seus cabelos estão ressecados, quebradiços, frágeis, experimente esse fortificante capilar à base de alecrim. Este tônico também suaviza os fios   grisalhos.

Ingredientes

1/2 xícara de chá de alecrim seco

1/2 xícara de café azeite de Oliva virgem

1 panela

1 vidro de 500 ml

1 funil

1 coador

1 liquidificador

1 touca de banho

Preparo

Bata o azeite e o alecrim, em baixa rotação, por 5 minutos;

Leve ao fogo brando até sentir que o azeite se aqueceu;

Desligue e espere esfriar;

Coe e acondicione no vidro a parte líquida;

Conserve na geladeira.

Aplicação

Massageie vigorosamente o couro cabeludo com esse preparado, certificando-se de que todos os fios receberão o preparado;

Envolva os cabelos numa touca de banho;

Espere secar;

Solte os cabelos e lave-os com um dos xampus acima, oleosos ou secos, conforme o caso.

Posologia: fazer aplicação a cada três ou quatro dias.

Por que envelhecemos

Todos nós envelhecemos por várias razões, mas principalmente porque:

- as células nascem programadas para morrer;
- acúmulo de radicais livres;
- desaceleração da multiplicação celular;
- anomalias na multiplicação celular;
- suprimento insuficiente dos elementos celulares
- exposição à radiação
- tabaco
- abuso dos etílicos
- abuso de açúcar
- abuso de alimentos gordurosos
- abuso de alimentos "embutidos"
- depressão
- síndrome de pânico
- estresse
- mutações do DNA
- doenças infecto-contagiosas
- diabetes
- hipertensão
- alto LDL (colesterol ruim)
- baixo HDL (colesterol bom)
- obesidade

Como surgem as rugas

As rugas resultam do processo de envelhecimento. Formam-se devido à diminuição de colágeno na pele, pela ação do sol e pela ação muscular repetitiva ao longo dos anos, que dão origem às "rugas de expressão". Aparecem também devido a ingestão de pouca água e a poluição atmosférica. Embora as rugas sejam inevitáveis, pode-se retardar o seu aparecimento.

Outras causas:

Açúcar: é responsável pelo envelhecimento celular chamado "glicação". O açúcar se liga ao colágeno, provocando-lhe a rigidez. Assim a pele perde a função de elasticidade, ficando flácida e com rugas. Já a gordura em excesso fica acumulada no tecido subcutâneo de forma irregular, provocando gordura localizada e celulite.

Sedentarismo: exercícios físicos trazem benefícios para o corpo e para a pele. Melhoram a circulação sanguínea da pele, melhoram o metabolismo do organismo, combatem o estresse e melhoram a qualidade do sono. Além disso, combatem a flacidez, a celulite e a gordura localizada.

Hidratação: deve-se proteger a pele das agressões externas, como o vento, o frio, a poluição e os raios solares. Uma pele bem hidratada apresenta uma boa elasticidade; desidratada, costuma apresentar flacidez e rugas. Com o envelhecimento, as glândulas sebáceas diminuem em número e tamanho, deixando a pele mais ressecada. O ressecamento superficial da pele causa alergias e coceira, diminui a elasticidade da pele e agrava as rugas. Portanto, hidrate-a com cremes e loções.

Hidratações naturais

1 - Suco: bata num liquidificador um copo de água de coco, 5 morangos, bem lavados, duas colheres de sopa de sementes de girassol. Beba diariamente, sem coar.

2 - Creme:

Ingredientes

2 colher de sopa de água de coco

2 colher de sopa de raspas de cera de abelha

90 ml de água de rosas

9 gotas de óleo essencial de olíbano

9 gotas de óleo essencial de néroli

7 gotas de extrato de sementes de **toranja (grapefruit)**

Preparo

Misturar, mexendo sempre, todos os ingredientes numa tigela de volume adequado, até conseguir uma mistura homogênea;

Após o banho, ainda com a pele úmida, aplicar nas regiões mais secas do corpo.

Botox natural

Ingredientes

1,5 colher de sopa de amido de milho

6 colheres de sopa de suco de cenoura

1,5 colher de sopa de creme de leite

1 copo de água (150 ml)

1 panela

Preparo

Aqueça 60 ml de água e vá adicionando o amido de milho, até dissolvê-lo;

Desligue o fogo e adicione 90 ml de água;

Aqueça até engrossar, sempre misturando;

Desligue o fogo;

Deixe esfriar;

Adicione o suco de cenoura, sempre mexendo e o creme de leite, sempre mexendo;

Aplique esse preparado no rosto, excetuando-se os olhos;

Deixe agir por 30 minutos;

Após os 30 minutos, lave o rosto com água morna e aplique um hidratante.

O que sobrar do "botox" guarde na geladeira para uso posterior.

Posologia: fazer até 5 vezes na semana.

ATENÇÃO:

Para melhores resultados, aconselha-se que faça uma esfoliação, no rosto, com limão. Coloque o limão no congelador, espere-o congelar; vá aplicando-o no rosto em pequenos círculos regulares.

Embora seja raríssimo, pode acontecer de você ter alergia a esse "botox". Para verificar, aplique uma pequena porção no braço, na região interna do cotovelo, e espere 20 minutos.

Como surgem as manchas

Esse é outro sinal inequívoco de envelhecimento, principalmente no dorso das mãos; algumas vezes no rosto.

A melanina é a substância que empresta coloração à pele e que, dependendo de sua concentração, pode torná-la clara, morena ou negra. Sobretudo em pessoas de pele clara, a melanina pode concentrar-se em áreas específicas, formando manchas que podem existir de maneira permanente, desde o princípio da vida, ou aparecerem mais tardiamente. Na dúvida, consulte um especialista, assim que surgirem.

Como prevenir as manchas escuras na pele:

Usar bloqueador solar com FPS maior que 30.

Não usar desodorantes ou cremes que contenham álcool.

Usar creme hidratante.

Depilar, preferencialmente, com cera ou laser.

Como podem evoluir as manchas

Algumas manchas pré-existentes, ou que sejam novidade, podem se tornar malignas (cancerosas). Por isso, examine sua pele rotineiramente, para detectar eventuais modificações.

Solução natural para aliviar manchas nas mãos

1 - Babosa

Aplique o gel de aloe vera diretamente sobre a pele três vezes por dia. Exemplo: às 06:30 hs; 14:30 hs, 22:30hs. Deixe secar e depois lave-as com sabão de coco.

2 - Limão e pepino

Ingredientes

1 pepino médio picado

1 limão tait grande

1 liquidificador

Preparo

No liquidificador, bata o pepino com o suco do limão;

Sem coar, aplique o preparado no dorso das mãos (melhor pedir para alguém fazer isso para você);

Deixe em repouso por 20 minutos;

Lave-as com sabão neutro;

Aplique um hidratante.

Como surgem as verrugas

Verrugas são consequência de moradia do vírus HPV (Papiloma Vírus Humano) quando infectam a camada superior da pele. Em várias casos essa verrugas são transmissíveis. – conhecido popularmente como HPV, que infecta a camada superior da pele, causando as verrugas. Elas podem surgir mais facilmente quando a pessoa apresenta alguma lesão ou corte na pele. Com o passar dos anos, as pessoas ficam mais predispostas a contrair esse vírus.

Tratamento alopático

A especialidade médica consultada, depende muito do local no qual a verruga surge. Entretanto, o Clínico Geral saberá com precisão qual especialista encaminhar o paciente.

Tratamento caseiro

Leite de mamão verde: Faça alguns cortes na casca do mamão verde e embeba um algodão no leite, aplicando-o sobre a verruga. Fazer por quinze dias.

Dente de alho: Corte um dente de alho ao meio e passe sobre a verruga. A seguir, coloque uma tira de esparadrapo sobre a verruga, repetindo o procedimento por cerca de dez dias.

Celidônia: Coloque 50 g de folhas e raízes da celidônia, também chamada andorinha , no liquidificador com 50 ml de água. Triture e passe sobre as verrugas a pasta obtida 3 vezes ao dia deixando-a agir por alguns minutos. A seguir lave com água morna.

Como surgem as olheiras

Embora essa anomalia seja possível em pessoas com menos de 30 anos, é mais comum após os quarenta anos. Essas marcas aparecem devido ao acúmulo de melanina e da dilatação dos vasos sanguíneo da pele das pálpebras.

Causas:

- Genética
- Estresse;
- Insônia
- Envelhecimento
- Flacidez
- Pele   fina

Como disfarçá-las:

- massagens locais antes de dormir
- não fumar
- usar protetor solar
- compressas locais com chá de camomila gelado
- rodelas de pepino geladas, nos olhos
- cosméticos específicos
- raio laser
- dormir   bem

Tratamento natural

1 - Suco de um limão

Com ajuda de uma bola de algodão, embebida em suco de limão (cuidado com os olhos), aplique no entrono dos olhos e deixe agir por dez minutos. Depois, lave com água fria.

Pasta

Ingredientes

suco de um limão

2 colheres de sopa de purê de tomate

1 colher de chá de açafrão em pó

1   colher   de   chá   de   farinha   de   trigo

Preparo
Misture bem esses ingredientes obtendo uma pasta homogênea;

Aplique essa pasta no entorno dos olhos, deixando secar por 20 minutos;

Lave o rosto com água gelada.

Posologia: repetir   o   processo   3   vezes   por   semana.

2 - Leite geladíssimo

Numa forma de cubos de gelo, coloque-lhes leite, para obter 8 (oito) cubos;

Envolva esses cubos num saco plástico;

Aplique, com cuidado para não queimar, no entorno dos olhos.

3 - Maça

Pegue uma maça madura média;

Corte-a em rodelas grossas;

Coloque-as na geladeira por 20 minutos;

Retire-as da geladeira e aplique-as nas olheiras, deixando-as sobre as olheiras por 30 minutos.

Faça isso 4 vezes por semana.

A maça pode ser reaproveitada.

Doenças autoimunes

Autoimunidade é a falha em uma divisão funcional do sistema imunológico que resulta em respostas imunes contra as células e tecidos do próprio organismo. Qualquer doença que resulte deste tipo de resposta é chamada de doença autoimune.

Apresentamos, a título de informação, a relação de doenças autoimunes, conhecidas até então. Essas doenças podem afetar tanto um órgão específicos quanto qualquer órgão, tecido, sistema orgânico.

Alopecia Areata

Anemia Aplástica

Anemia Hemolítica Auto-imune

Anemia Hemolítica Imune Induzida por Fármacos

Angeíte Leucocitoclástica Cutânea

Arterite de Células Gigantes

Arterite de Takayasu

Artrite Enteropática

Artrite Idiopática Juvenil

Artrite Psoriática

Artrite Reactiva

Artrite Reumatóide

Ataxia Cerebelosa associada a Anticorpos Anti-Descarboxilase do Ácido Glutâmico

Bronquiolite Obliterante Idiopática

Cardiomiopatia Dilatada

Cirrose Biliar Primária

Colangite Esclerosante Primária

Colite Ulcerativa

Deficiência Adquirida do Factor X

Degeneração Cerebelosa Paraneoplásica

Dermatite Herpetiforme

Dermatomiosite

Diabetes Tipo I

Doença Celíaca

Doença da Coagulação por Autoanticorpos anti-Protrombina

Doença da Coagulação por Autoanticorpos anti-Factor IX

Doença da Coagulação por Autoanticorpos anti-Factor V

Doença da Coagulação por Autoanticorpos anti-Factor VII

Doença da Coagulação por Autoanticorpos anti-Factor VIII

Doença da Coagulação por Autoanticorpos anti-Factor XI

Doença da Coagulação por Autoanticorpos anti-Factor XII

Doença da Coagulação por Autoanticorpos anti-Factor XIII

Doença da Coagulação por Autoanticorpos anti-Fibrinogénio

Doença de Addison Autoimune

Doença de Behçet

Doença de Crohn

Doença de Goodpasture

Doença de Graves

Doença de Kawasaki

Doença de Lyme

Doença do Ouvido Interno Imuno mediada

Doença Linear a IgA

Doença Mista do Tecido Conjuntivo

Doença Ovárica Autoimune

Doenças Indiferenciadas do Tecido Conjuntivo

Encefalite de Rasmussen

Encefalite Límbica

Encefalite Límbica Imuno-respondedora associada a Anticorpos anticanais de Potássio

Encefalomielite Paraneoplásica

Epidermólise Bolhosa Adquirida

Esclerodermia

Esclerose Múltipla

Esclerose Sistémica

Espondilite Anquilosante

Febre Reumática

Fibrose Pulmonar Idiopática

Gastrite Autoimune

Glomerulonefrite Associada a ANCA

Granulomatose de Wegener

Hepatite Autoimune Tipo 1

Hepatite Autoimune Tipo 2

Hipofisite Autoimune

Líquen Plano Penfigóide

Lupus Eritematoso Sistémico

Miastenia Gravis

Miocardite

Neuromiotonia Adquirida

Neuropatia Axonal Motora Aguda

Neuropatia Axonal Sensitivo-Motora Aguda

Neuropatia com Bloqueio da Condução Motora Aguda

Neuropatia Sensitivo-Motora Adquirida Multifocal

Neuropatia Sensitivo-Motora Desmielinizante Adquirida Multifocal

Neuropatia Motora Multifocal com Bloqueio da Condução

Neuropatia Panautonómica Aguda

Neuropatia Periférica Desmielinizante Paraproteinémica

Neuropatia Sensitiva Paraneoplásica

Neuropatia Sensitiva Pura Aguda

Neutropénia Autoimune da Infância

Neutropénia Autoimune Primária do Adulto e Adolescente

Neutropénias Autoimune Secundária

Orquite Autoimune

Pancreatite Autoimune

Pênfigo a IgA

Pênfigo Cicatricial

Pênfigo Foliáceo

Pênfigo Gestacional

Pênfigo Induzido por Fármacos

Pênfigo Paraneoplásico

Pênfigo Vulgar

Pênfigóide Bolhoso

Poliangeíte Microscópica

Poliarterite Nodosa

Polimiosite

Poliradiculoneuropatia Desmielinizante Inflamatória Crónica

Poliradiculopatia Desmielinizante Inflamatória Aguda

Psoríase

Púrpura de Henoch-Schönlein

Púrpura Trombocitopénica Auto-imune

Sindrome de Churg-Strauss

Sindrome de Guillain-Barré

Sindrome de Miller Fisher

Sindrome de Morvan associado a Anticorpos anticanais de Potássio

Síndrome de Sjögren

Sindrome de Stiff-Person associada a Anticorpos antiDescarboxilase do Ácido Glutâmico

Sindrome de Von Willebrand Adquirida

Sindrome deCogan

Síndrome do Anticorpo Antifosfolípido ou Sindrome de Hughes

Sindrome Miasténico de Lambert-Eaton

Sindrome Opsoclónico-mioclónico

Sindrome Paraneoplásico de Stiff-Person

Síndrome Poliglandular Auto-imune

Síndrome SAPHO

Tiroidite Autoimune

Urticária Crónica

Uveíte Autoimune

Vasculite Crioglobulinémica Essencial

Vasculite de Pequenos Vasos Pauci-imune

Vítiligo

Anomalias após os quarenta

Apresentaremos as anomalias mais comuns após os 40 (quarenta) anos, bem como sua prevenção e tratamento. Se você é fumante, procure eliminar esse vício pernicioso de sua vida, mas, não conseguindo, beba muita água durante todo o dia, pratique atividade física diariamente, passe o mais que puder seu tempo livre próximo a áreas verdes.

Se você estiver na fase de prevenção modere no consumo dos alimentos preventivos e aumente os sugeridos; se você for portador da anomalia, elimine esses alimentos citados na prevenção e aumente os recomendados, no seu menu diário.

Hiperglicemia (autoimune)

Prevenção: mesmo que você tenha propensão genética a essa doença; mesmo que você seja um pré-diabético, você pode impedir o aparecimento dessa anomalia, que traz graves consequências, tais como: insuficiência renal, impotência sexual, cegueira, amputações de membros, AVC, morte. Seguindo as seguintes recomendações:

- Diminua drasticamente - eliminar é melhor - o consumo de açúcar livre, produtos industrializados açucarados, doces, bolos, chocolate branco, etc;
- Pratique, de maneira moderada, uma atividade física, quatro vezes por semana;
- Manter o peso ideal;
- Beba bastante água;
- Massagem dos chakras;
- Não sobrecarregue seu organismo com comidas nem bebidas alcoólicas;
- Ao ingerir bebidas alcoólicas, beba muito moderadamente, eliminado as bebidas doces (licores, cachaças, batidas, caipirinha, compostos de uva);
- Eliminar do cardápio refrigerantes com açúcar, preferindo as do tipo diet;
- Consumir batatas com muita moderação;
- Não abuse de alimentos gordurosos, nunca;
- Inserir legumes no cardápio, folhas verdes também;

- Inserir no cardápio os itens abaixo:

Estes alimentos aliviam o trabalho do pâncreas, agilizam a eliminação do excesso de açúcares no sangue ou os concentram no fígado para posterior utilização.

– Canela

– Cúrcuma

– Cominho

– Manga háden (uma porção por dia)

– Amêndoas

– Batata Yacon (de sabor agradável, que lembra a pera, deve ser consumida logo após as refeições, pois também equilibra a glicemia)

– Quinoa e Amaranto (combatem a resistência à insulina e o colesterol, são riquíssimos em micronutrientes)

– Gengibre

– Cogumelos (não em conserva, mas in natura, pois são ricos em ergosterol, enzima que "obriga" as células a reagir positivamente com a insulina)

– Arroz integral (rico em cromo, que é um oligoelemento benéfico para a absorção da insulina pelas células)

– Orégano

– Alecrim

- Espinafre

- Quiabo

- Alho cru

- Agrião fresco

- Levedura de cerveja

- Extrato de Stévia

- Ervilha fresca

- Cogumelos Reishi, maitake e shiitake

- Água de coco

- Abacate

- Aveia

- Peixes, tais como: salmão, a sardinha, o atum, a cavalinha

Caso necessite de informações mais abrangentes desse tema, adquira o ebook - livro digital - "Diabetes", solicitando-o pelo email: **topbook-livros@outlook.com**

Tratamento: se a diabetes chegou, não se desespere; tomando alguns cuidados, como os acima, seguindo recomendações do médico, fazendo regularmente medidas da taxa de glicemia (recomenda-se a compra de um aparelho eletrônico, medidor da taxa de glicemia, vendido abundantemente no comércio local), você ainda poderá viver por muitos anos, sem sofrer consequências radicais. Como coadjuvante do tratamento, você pode, além de seguir à risca a listagem de alimentos proibidos e de consumo moderado:

- Tomar regularmente a medicação
- Patês especiais
- Fitoterapia
- Garrafadas
- Massagem dos chakras
  Nota: há notícias fartas de portadores de diabetes autoimune que conseguem manter as taxas de glicemia em nível normal, somente controlando a alimentação e praticando atividade física.

Hipertensão arterial (pressão alta): mais de 20% da população brasileira é portadora de hipertensão, não inclusos aqueles que a portam sem conhecimento.

Prevenção:

- Diminuir a ingestão de sal de cozinha (cloreto de sódio) e derivados que contenham o íon Sódio, substituindo-o por temperos naturais (ervas);
- Eliminar da dieta os embutidos, tais como: paio, salsichas, salame, copa, linguiças, mortadela;
- Consumir queijos brancos, em detrimento dos demais;
- Controlar o triglicerídeos e o colesterol total;
- Evitar situações de estresse;
- Praticar atividade física moderada;
- Manter o peso adequado;
- Beber água em abundância.

Caso necessite de informações mais abrangentes desse tema, adquira o ebook sobre esse assunto, solicitando-o pelo email: **topbook-livros@outlook.com**

Tratamento: a pressão chegou até você, então siga as recomendações acima, recomendações médicas e tome seus mecicamentos regularmente. Como coadjuvante no tratamento, você ainda pode seguir estas recomendações:

• Coma devagar e mastigue bem os alimentos, levando-os em pequenos bocados para a boca. A digestão começa na boca;

• Suco de laranja, ou a laranja, preferencialmente - duas antes do almoço e duas antes do jantar;

• Suco de um limão, sem casca triturado com duas folhinhas de hortelã duas vezes ao dia;

• Suco de manga, triturado sem casca - duas vezes ao dia;

• Suco de maracujá, feito em casa de fruta fresca;

• Dois dentes de alhos macerados em 20 ml de água, deixando até o amanhecer e tomá-lo em jejum, com o alho esmagado;

Hiperuricemia (ácido úrico alto)

A concentração normal de ácido úrico no sangue é de até 7,0 mg/100 ml. Diariamente, cerca de 200 a 600 mg de ácido úrico são excretados na urina de um adulto. Isso corresponde a 2/3 da quantidade produzida pelo organismo, sendo o restante excretado na bile e no trato gastrintestinal. Quase todo ácido úrico no sangue é filtrado pelos rins (apenas uma pequena quantidade ligada à proteína não é filtrada), mas 80% são reabsorvidos após a filtragem. Esse excesso pode provocar a chamada "gota", insuficiência renal, reumatismo, limitação de movimentos, amputação de membros, aparecimento de tufos;

Prevenção:

- dieta alimentar sem exageros de proteína do tipo purina;
- ingerir muita água durante o dia (3 litros);
- moderação radical de bebidas alcoólicas, principalmente cerveja;
- manter o peso ideal;
- beber pouco café;
- atividade física moderada;
- evitar alimentos ricos em ácido úrico;
- evitar embutidos;
- evitar alimentos gordurosos;
- diminuir consumo de açúcar livre;
- restrição de ingestão do íon Sódio;
- eliminar miúdos de carne e embutidos (moela, rim, fígado, cérebro e língua de boi, tripas, coração, salsicha). Certos pescados também devem ser evitados: anchova, sardinha, arenque, truta, carpa, pique, salmão, bacalhau fresco, ovas de peixe, mariscos e crustáceos. Também o consumo de animais como ganso e pato,; caldos de carne, sementes, iogurtes, requeijão e mesmo queijos altamente fermentados;
- não usar drogas;
- aumentar o consumo de vegetais, legumes, frutas, cereais.

Tratamento:

O tratamento alopático é geralmente à base de Alopurinol, cuja dosagem deve ser prescrita de acordo com o excesso de ácido úrico presente no organismo do indivíduo. Apresentamos tratamento coadjuvantes:

- garrafadas;
- ingestão de alcachofra;
- consumir cavalinha, dente-de-leão;
- chá de camomila;
- laranja, morango, maçã, melão, batatas, verduras cruas e kiwi, amoras e cerejas.;
- o harpago ou "garra-do-diabo" para desinflamar a área afetada.

Disfunções da Tireoide (autoimune): a tireoide quando não funciona adequadamente pode causar problemas físicos, emocionais e espirituais.

Prevenção: aumentar o consumo dos alimentos listados no item "Tratamento" e ainda evitar:

- álcool; nicotina, cafeína, xarope de milho, alimentos com mercúrio;
- tubarões, peixe-espada, cavala-real;
- glúten;
- manter o peso ideal;
- soja.

Tratamento: o tradicional é a base de ingestão de levotiroxina sódica. Apresentamos coadjuvantes:

- alimentos ricos em iodo, tais como algas;
- ovos caipira;
- laticínios e iogurte não-pasteurizado;
- fava, feijão branco, feijão roxo;
- sementes de abóbora;
- cogumelos;
- cevada;
- lentilhas;
- frango;
- salmão;
- espinafre;
- abacate;

- maçã.

Hipercolesterolemia (colesterol alto): vale a pena assinalar que a maior parte do colesterol de nosso organismo é sintetizado pelo fígado. Portanto, pode ocorrer de, mesmo você seguindo à risca todas as recomendações, ainda persistirem os níveis elevados. Por isso a dieta alimentar é importante.

Prevenção

- evitar embutidos;
- manter o peso ideal;
- atividade física;
- beber bastante água;
- evitar alimentos gordurosos;
- evitar bebidas alcoólicas;
- diminuir o consumo de iogurte, queijos como muçarela e parmesão, leite integral (prefira o desnatado).

Tratamento: o tradicional é à base de Sinvastatina, todavia apresentamos coadjuvantes.

- azeite Extravirgem;
- Consumir peixes e carnes brancas, sem pele.

Hipertrigliceridemia (triglicérides alto)

Siga basicamente o exposto em colesterol alto.

Osteoporose (enfraquecimento ósseo, osso poroso): perda acelerada de massa óssea, que ocorre durante o envelhecimento. Essa doença provoca a diminuição da absorção de minerais e de cálcio, tornando os ossos com formato de queijo suíço.

Prevenção

- atividade física moderada;
- evitar o tabagismo;
- evitar o álcool;
- tomar sol regularmente - 30 minutos -, nos horários apropriados (entre 6:00 hs e 9:00 hs, entre 16:30 hs e 18:00 hs.);

- ingerir alimentos ricos em vitamina D;
- ingerir leite de soja;
- ingerir alimentos com cálcio - as principais fontes de cálcio são o leite e derivados (queijo e iogurte); vegetais verde escuro (brócolis, espinafre, couve etc). Amêndoas, peixes e alimentos fortificados com cálcio.

Nota: em condições normais, um copo de leite tem 300 mg de cálcio, um copo de iogurte tem cerca de 400 mg e uma fatia grande de queijo tem 200 mg. De 30 a 50, consumir 1.000 mg e após os 50 consumir 1.200 mg. A casca de ovo tem alta concentração desse metal.

Tratamento: o alopático receita medicamentos à base de cálcio e de vitamina D. Apresentamos coadjuvantes:

- Salmão – 181 mg de cálcio e mais de 100% da recomendação diária de vitamina D. (100 gramas);
- Sardinhas – 325 mg de cálcio e 46 UI de vitamina D (100 gramas);
- Leite – um copo de leite desnatado possui 306 mg de cálcio e 100 UI de vitamina D;
- Espinafre – uma xícara de espinafre cozido contém quase 25% da recomendação diária de cálcio, além de fibras, ferro e vitamina A;
- Suco de Laranja – 45 UI de vitamina D (1 copo). Além disso, estudos têm mostrado que o ácido ascórbico presente no suco de laranja pode ajudar na absorção de cálcio;
- Atum – contém 154 UI, ou cerca de 39% da sua dose diária de vitamina D. (100 gramas).

Atenção: o acúmulo exagerado de cálcio no organismo pode ocasionar a chamada hipercalcemia, com consequências desagradáveis para o seu portador, e até problemas renais. Portanto, num tratamento prolongado, com alta taxa de ingestão diária de cálcio, faça acompanhamento médico. A vitamina D é sintetizada pelo nosso organismo, quando da exposição aos raios solares.

Reumatismo (dores nas articulações, músculos e ossos)

Prevenção

- não exagerar nos exercícios físicos;

- manter o peso ideal;
- manter a higiene corporal;
- cuidados com trabalhos repetitivos;
- evitar estresse, ansiedade e depressão;
- no início da menopausa, consultar o ginecologista com mais frequência, para, se for o caso, iniciar a reposição hormonal.

Tratamento: tradicionalmente há o uso de analgésicos e anti-inflamatórios. A fisioterapia e hidroterapia são práticas adotadas para reeducar fisicamente o corpo e para ajudar no retorno dos movimentos. Compressas de gelo, massagens, alongamentos e mobilizações articulares são outras medidas que podem ser tomadas no intuito de reduzir os incômodos do reumatismo. Coadjuvantes:

- ervas, tais como a alfafa, ginseng indiano, aloe vera (babosa), mirtilo, Boswellia, açafrão, unha de gato, cayenne, garra do diabo, equinácea, gengibre, pau d'arco, trevo vermelho, urtiga, casca de salgueiro branco, kava-kava, maracujá e valeriana;
- salmão, arenque, cavala, sardinha, anchova, truta arco-íris, a ostra do Pacífico, linhaça, sementes de chia e oleaginosas, fontes de ômega 3.
- azeite de oliva Extravirgem;
- suco de laranja fresco, abóbora, mamão, pimentas vermelhas, laranjas e damascos.

Alzheimer (demência): doença incurável acompanhada de graves transtornos ao seus portadores. Esse mal é doença neuro-degenerativa provocando o declínio das funções intelectuais, reduzindo as capacidades de trabalho, a relação social e interferindo no comportamento e na personalidade.

Prevenção

- consumir verduras, azeite Extravirgem, peixe e vinho;
- ingestão de ômega 3, presente em peixes ricos em gordura, como o salmão, ajuda a prevenir a doença;
- o oleocantal, composto presente no azeite Extravirgem, impede que os pequenos aglomerados iniciais de beta-amiloide (um dos

causadores desse mal) se agarrem às sinapses das células nervosas, retardando a doença.

- verduras folhosas e crucíferas, como o espinafre, são capazes de frear e reverter a perda de memória;
- comer em média três porções de verduras e legumes por dia;
- beber uma taça de vinho seco por dia;
- não consumir drogas;
- manter atividade intelectual.

Tratamento: são utilizadas substância inibidoras de aceticolinesterase (IAChE), melhorando a função cognitiva e comportamental. Como coadjuvantes, podemos citar:

- consumir alimentos ricos em vitamina B12, como queijo, cereais fortificados e gemas de ovos;
- consumir mamão, morangos, melão, ervilhas;
- ingerir cápsulas - sob orientação de profissional gabaritado - de Gingko;
- consumir óleo de coco;
- consumir cúrcuma;
- banho de Sais de Epsom;
- tomar banho de sol, nos horários adequados;
- ingerir amêndoas;
- atividade física regular;
- consumir alimentos ricos em vitamina C.

Parkinson (disfunção dos movimentos): Mal de Parkinson, é uma doença degenerativa, crônica e progressiva, que acomete em geral pessoas idosas. Ela ocorre pela perda de neurônios do SNC em uma região conhecida como substância negra (ou nigra). Os neurônios dessa região sintetizam o neurotransmissor dopamina, cuja diminuição nessa área provoca sintomas principalmente motores. Entretanto, também podem ocorrer outros sintomas, como depressão, alterações do sono, diminuição da memória e distúrbios do sistema nervoso autônomo. Os principais sintomas motores se manifestam por tremor, rigidez muscular, diminuição da velocidade dos movimentos e distúrbios do equilíbrio e da marcha.

Prevenção:

- consumo de Mucuna pruriens, Cowhage ou feijão da Califórnia, Mulungu (Erythrina mulungu);
- consumo de Ginkgo Biloba.

Tratamento: na medicina tradicional, utilizam-se as seguintes estratégias de tratamento: medidas não-farmacológicas, medidas farmacológicas e tratamento cirúrgico. Apresentamos soluções coadjuvantes:

- consumo de Canabidiol (Cannabis Indica) - com recomendação médica e liberação das autoridades sanitárias;
- consumo de Brahmi (Bacopa Monniera).

Insuficiência renal: condição na qual os rins perdem sua função principal - filtrar o sangue eliminando os resíduos e toxinas, além de auxiliar no controle da pressão arterial -, sendo necessário o portador submeter-se à hemodiálise.

Prevenção

- beber muita água, inclusive nos dias frios;
- não segurar por muito tempo a vontade de urinar;
- diminuir o consumo de íons sódio;
- praticar atividade física moderada, rotineiramente;
- redução do consumo de bebidas alcoólicas;
- controle sistemático da pressão arterial;
- controle da taxa de ácido úrico;
- controle da taxa de glicemia.

Tratamento: nos casos crônicos, somente a hemodiálise contorna esse problema. Alguns coadjuvantes:

- consumo diário de 1/2 pimentão vermelho, um dente de alho;
- consumo de repolho, uma vez por semana;
- consumo de couve-flor, uma vez por semana;
- consumo de 1/2 cebola por dia;
- consumo de uma maçã por dia;
- consumo de 3 mirtilos por dia;
- consumo de 3 framboesas por dia;

- consumo de 5 morangos por dia;
- consumo de 4 cerejas por dia;
- consumo de 2 claras de ovo por semana;
- consumo de 1/2 salmão por semana;
- consumo de uma colher de sopa de azeite-virgem, de oliva, por dia.

Perda da libido: é a perda do desejo sexual. Essa anomalia desencadeia a "disfunção erétil" e a "disfunção orgásmica". Nas mulheres essa anomalia costuma aparecer na fase da menopausa.

Prevenção

- fazer acompanhamento da dosagem dos hormônios;
- evitar o estresse;
- manter o peso ideal;
- tratar a depressão, logo no início;
- estado da glândula tireoide;
- pratica regular e moderada de exercícios físicos;
- manter a autoestima e autoconfiança em nível elevado.

Tratamento: o tratamento atualmente indicado é o uso da flibanserin, droga desenvolvida pelo laboratório Boehringer. Coadjuvantes naturais:

- consumo de ostras, ricas em zinco e ferro;
- consumo de alimentos ou pílulas - sob prescrição médica - de vitamina B3, ômega 6, arginina, tirosina, vitamina E, selênio, vitaminas do complexo B, boro, vitamina C e cálcio.

Perda de virilidade - disfunção erétil -, impotência

Prevenção

- praticar exercícios físicos leves rotineiramente;
- evitar ambiente poluídos;
- não abusar de bebidas alcoólicas;
- consumir alimentos ricos em cobre, ferro, zinco, cobalto, selênio, cálcio, magnésio, potássio;
- reduzir ao máximo o tabagismo;
- não usar drogas;
- evitar o estresse;

- controlar a glicemia;
- manter o peso ideal;
- dormir regularmente de seis a oito horas;
- controlar a hiperglicemia;
- controlar o colesterol;
- manter coração saudável.

Tratamento: há vários tipos de tratamento, dependendo da gravidade da disfunção do indivíduo: reposição hormonal, Viagra, Cialis, implantes. Coadjuvantes:

- "viagra búlgaro", cujo nome científico é "sideritis scardica";
- suco de melancia com limão;
- chá de alecrim, com chapéu de couro e catuaba.

Classes alimentares

A maioria dos alimentos que ingerimos têm composição complexa, ou seja, funções químicas de vários grupos, por isso enunciaremos os grupos alimentares, mencionando alguns dos seus exemplos.

Carboidratos ou hidratos de carbono

Este grupo é muitas vezes denominado por Açúcares, posto que, após digeridos, quando digeríveis, são transformados em moléculas simples de frutose ou glicose.

C: átomos de Carbono

O: átomos de Oxigênio

H: átomos de Hidrogênio

Exemplos: celulose, amido, glicose, frutose, glicogênio.

Alimentos dessa classe: pão, macarrão, arroz, feijão, batata, bolachas.

Lipídios, gorduras

São alimentos considerados éster (composição de um ácido orgânico com um álcool).

R: radical ce ácido carboxílico, ou ácido orgânico.

Como suas denominações são complicadas e não interessam ao nosso estudo, melhor apenas citar exemplos de alimentos: carnes em geral, óleos, manteiga, leite, margarina.

Proteínas

São formadas pela associação de aminoácidos. Alguns aminoácidos são sintetizados pelo nosso organismo, no entanto, a maioria deles só pode ser obtida pela alimentação:

N: átomo de Nitrogênio

R: local no qual se associa outro aminoácido para formação de proteína.

Alimentos; carnes, ovos, soja, leite.

Sais minerais

São sais formados pela composição de um ácido com uma base.

Sulfato de Cálcio

S: átomo de enxofre

Alimentos: água, verduras, legumes, leite.

Vitaminas

Necessárias ao nosso organismo pois agem como coenzimas. Poucas delas, em condições específicas, são sintetizadas pelo organismo, sendo a maioria obtida pela alimentação.

Alimentos, frutas, verduras, legumes, peixes, leite.

Mantendo a mente ativa

Infelizmente, contemporaneamente, as pessoas passaram a ser escravas da televisão. Esse exagero, aos poucos, leva a mente a ficar "preguiçosa" levando-a à inatividade, devido à ausência da necessidade de pensar, imaginar. Não permita que isso ocorra com você, pois esse fator influencia negativamente na sua idade aparente, no seu bem-estar e na atividade cerebral.

Eis algumas sugestões para você manter sua mente turbinada:

- pesquise, busque sempre as respostas àquilo que você desconhece, mantenha-se atualizado buscando a explicação para as coisas do mundo que nos cerca. Esforce-se para aprender aquilo que você ainda não sabe ou entende.
- leia jornais, revistas, livros por no mínimo 10 (dez) horas por semana.
- exercite-se fazendo palavras cruzadas e o chamado Sudoku.
- desenvolva a velocidade do seu raciocínio, fazendo testes de sites específicos.
- consuma alimentos ricos em Omega 3, vitamina B e antioxidantes.
- Se puder, pratique yoga, e o tai chi.
- passe no mínimo 30 minutos diários em locais bem oxigenados, praticando exercícios respiratórios.

Paradoxos da vida

A nossa vida é cheia de paradoxos, ou seja, de coisas contraditórias. Vejamos alguns exemplos mais importantes:

- O Oxigênio nos é vital, mas produz radicais livres.
- Necessitamos de proteínas, mas as do tipo purina geram ácido úrico.
- Precisamos dos carboidratos, mas estes na composição mais simples ou em excesso, podem causar diabetes.
- Necessitamos de gorduras, para dissolver vitaminas lipossolúveis e como isolante térmico, mas em excesso pode causar danos ao Sistema Cardio-respiratório e ao cérebro.
- Necessitamos de cálcio, mas sua ingestão desenfreada pode ocasionar doenças.
- Devemos praticar exercícios físicos, mas estes geram radicais livres.
- Somos impelidos a ser o melhor profissionalmente, tendo de "matar um leão" por dia para conservar altos cargos - posições com alta remuneração -, mas não podemos nos estressar.
- O leite mais nutritivo é aquele retirado da vaca - o de cabra é 100 vezes melhor -, mas pode conter micro-organismos nocivos além de muita gordura.
- O leite tipo UHT é praticamente isento de agentes nocivos a nossa saúde, porém está desprovido de vitaminas e de probióticos.
- A carne vermelha é a mais completa em cadeias de aminoácidos, porém é a mais gordurosa.

Então qual é o segredo?

A moderação, o equilíbrio no consumo de alimentos, principalmente os de origem animal.

Pratica de exercícios físicos, sem exagero, exceto se você for um atleta.

Evitar situações de estresse. Consumir alimentos com antioxidantes.

Procurar viver em paz e harmonia com a natureza e as pessoas.

Decálogo da boa saúde

Recomendações fáceis de serem seguidas:

1. beber água em abundância, exceto no intervalo de 20 minutos antes das refeições e 60 minutos após elas. Aliás o ideal nesse período é abster-se de líquidos.
2. mastigue bem os alimentos, pois a digestão começa na boca;
3. os dentes são responsáveis pela trituração dos alimentos, por isso mantenha-os. Não fique mais de oito meses sem visitar um dentista.
4. reduza o consumo de sal de cozinha.
5. não deixe de consumir diariamente frutas, legumes e verduras.
6. diminua o consumo de refrigerantes, mesmo os do tipo light e diet; bebidas alcoólicas, não use drogas e abandone o tabagismo.
7. não deixe faltar em sua despensa azeite extra-virgem, limão, alho, cebola, pimenta, gengibre e antioxidantes.
8. pratique exercícios físicos moderados, de 3 a 4 vezes por semana, inclusive o ato sexual.
9. durma em torno de 8 horas por noite - ou, se for o caso, 9 horas durante o dia.
10. evite situações de estresse, controle o seu peso, taxas e os sinais vitais.

Além disso, consulte regularmente o seu médico - a cada seis meses - para verificação das taxas de colesterol, glicemia, triglicérides, ácido úrico, estado da tireoide, hemograma completo, eletrocardiograma e outras informações importantes sobre o seu estado geral de saúde.

Lembre-se: tudo aquilo que é descoberto no início fica mais fácil e seguro de se tratar.

Recuperar o fígado

Somente para lembrar, o fígado é responsável por mais de 200 (duzentas) funções em nosso corpo.

Você ignorou por muito tempo as recomendações para manter seu fígado saudável, então as consequências chegaram. E agora?

Se quiser viver mais e possibilitar a regeneração do seu fígado - ele é o único órgão do nosso corpo com poder de regeneração - proceda como segue:

- siga as recomendações do médico e tome os medicamentos receitados;
- beba 3 litros de água potável por dia;
- pare imediatamente de consumir bebidas alcoólicas;
- abandone alimentos industrializados e embutidos.
- abandone, temporariamente, os exercícios físicos;
- elimine o consumo de alimentos gordurosos, consumindo peixes e carne branca;
- tome o suco de dois limões, em jejum, pela manhã;
- beba diariamente infusões de dente-de-leão, cardo mariano ou alcaçuz;
- aumente o consumo de folhas verdes, alcachofras, brócolis, espinafre, rúcula, escarola, rabanete, agrião;
- consumir alimentos ricos em probióticos - pode ser o notável yakult - tais como o kefir, a alga spirulina, a sopa de missô, o saboroso chá de kombucha;
- consumir diariamente, a critério médico, o extrato de própolis;
- consumir abacaxi, maçã, gengibre, morango, amora, cereja, framboesa e outras frutas vermelhas;

Você segue regularmente todas as recomendações para manter seu fígado íntegro, mas veio aquele aniversário do fim de semana e você exagerou na comida ou na bebida, ou ainda, como é muito comum, nas festas de final de ano, nas quais se exagera em ambos. E agora?

Profilaxia: para minimizar esse problema, antes de iniciar a ingestão de bebidas alcoólicas - uma hora antes -, tome duas colheres de sopa de azeite extra-virgem (de qualquer marca). Coma dois ovos fritos em pouco óleo de milho.

Durante

Coma alimentos do tipo carboidratos, mastigando-os bem, para se dissolverem ao máximo na sua boca. A cada uma hora, beba um copo com água (100 ml).

Antes de dormir

Se puder, coma uma maçã.

Por mais "bêbado" que você esteja, não vá dormir sem escovar muito bem os dentes - higiene bucal completa é mais salutar. Após isso, faça bochechos com uma solução de 100 ml de água e uma colher de chá de Bicarbonato de Sódio.

Dia seguinte

Evite os alimentos gordurosos por 24 horas.

Tome, ainda em jejum, o suco de dois limões, sem açúcar.

Após 15 minutos, beba 250 ml de água, sem gás.

Após mais 30 minutos beba 2 (dois) Yakult.

Faça o seu desjejum, após mais 10 minutos, dando preferência a frutas e pão, com queijo branco.

Recuperar o pâncreas

Este órgão têm funções exócrina - produzir enzimas que auxiliam a digestão, especialmente das gorduras e proteínas -, e a função endócrina - produzir hormônios - como a insulina e o glucagon. Eis algumas atitudes que podem rejuvenescer e resgatar o bom funcionamento do seu pâncreas:

- siga as recomendações do médico e tome os medicamentos receitados;
- beba 3 litros de água potável por dia;
- pare imediatamente de consumir bebidas alcoólicas;
- abandone alimentos industrializados e embutidos, banana e manga;
- abandone o cigarro e o álcool;
- reduzir drasticamente a ingestão de farinhas, açúcares, doces;
- logo pela manhã, em jejum, tomar um copo de suco de limão com água morna, um kiwi e uma xícara de aveia;
- evite situações estressantes; Manjericão, absinto e Chá verde;
- consumir pimenta, alcachofra, cebola, mirtilo, aipo, alcaçuz, peônia, raiz de gengibre, Ginseng asiático, casca de canela chinesa, sementes de abóbora e de girassol.

Chá antiglicêmico

Ingredientes:

40 gramas de folhas de abacateiro

40 gramas de folhas de eucalipto

40 gramas de folhas de nogueira

1 litro de água

1 panela

1 coador

1 funil

1 recipiente de vidro de 1 litro

| 1 | copo | de | 90 | ml |

Preparo

Numa panela adequada, cozinhe todos os ingredientes acima, em fogo brando, deixando-os ferver por 10 minutos;

Com auxílio do coador e do funil coloque esse composto - parte líquida -, no recipiente;

Espere esfriar e conserve em geladeira.

Posologia

3 copos por dia, antes das três principais refeições.

Recuperar os pulmões

Você fumou até agora, ou, por motivos de força maior, trabalhou em ambientes insalubres, sacrificando as funções pulmonares. Vamos enunciar algumas medidas que devem ser colocadas em prática imediatamente:

- siga as recomendações medique-se conforme indicado pelo médico;
- abandone o tabagismo;
- comece a praticar, moderadamente, todos os dias, a caminhada;
- fazer exercícios respiratórios ritmados;
- sob prescrição médica, consumir vitamina C e E;
- reduzir o consumo de gorduras;
- consumir três xícaras de chá verde por dia;
- tomar diariamente, pela manhã, ainda em jejum, o suco de 3 limões;
- inalar à noite solução de vapor com óleo essencial de alecrim, menta ou eucalipto, utilizando-se de um nebulizador;
- consumir todos os dias pela manhã, mastigando-os bem e engolindo-os, dois dentes de alho. Ou então, você pode macerar os dentes de alho em um pouco de água, à noite, deixando-os em repouso, e beber a água logo pela manhã;
- aspirar vapores de eucalipto;
- consuma muitas frutas e vegetais ricos em vitaminas e antioxidantes que lhe ajudarão a melhorar a sua saúde e limpar os pulmões.

Recuperar rins

São várias as razões pelas quais se pode perder a suficiência renal, ou normalidade de funcionamento dos rins, dentre elas podemos destacar: ácido úrico alto por tempo prolongado, diabetes, hábito de não beber bastante água, infecções, excesso de bebidas alcoólicas, drogas, toxinas, pressão alta.

Para recuperar a normalidade das funções desses órgãos, siga as recomendações abaixo:

- não abandonar a consulta rotineira ao nefrologista, medicando-se conforme a prescrição;
- evite carnes vermelhas, café, açúcar, alimentos gordurosos;
- abandone o tabagismo;
- não beba bebidas alcoólicas nem refrigerantes;
- ingerir chás de cavalinha, vara-dourada e raiz de grama, com dosagens receitadas por um fitoterapeuta;
- só pratique exercícios físicos com conhecimento do médico.

Tônico natural para os rins

Como coadjuvante, recomenda-se a ingestão do seguinte preparado.

Ingredientes

1 limão médio

1 litro de água potável

1 ramo de salsinha picada, somente a salsinha

3 folhas de loro

3 colheres de sopa de Flor da Jamaica

1 panela de vidro

1 recipiente de vidro com 1 litro

1 colher de sopa

1 coador

Preparo

Coloque na panela a água, para ferver;

Deixe ferver por 5 minutos, adicionando-lhe a salsinha e o loro;

Depois de mais 5 minutos de fervura, desligue o fogo;

Adicione-lhe a Flor de Jamaica, mexendo bem;

Deixe de repouso, protegido de insetos e poeira, por pelo menos 15 minutos;

Adicione-lhe o suco do limão, espremendo com as mãos;

Com auxílio do coador e do funil, passe somente a parte líquida para o vidro.

Conserve em geladeira.

Posologia: beber ao longo do dia, sendo ingerido no máximo 200 ml por vez.

Recomendação: habitue-se a verificar a cor da urina - uma vez por semana -, urinando num recipiente de vidro,: quanto mais clara ela estiver, melhor estarão os seus rins.

Elixir da longa vida

Apresentamos para você elixires que, ingeridos regularmente, podem prolongar sua vida com mais saúde e disposição.

1 - Posologia: ingerir 200 ml pela manhã, antes do desjejum.

Ingredientes

02 castanhas-do-pará picadas

02 claras de ovo batidas

12 sementes de amendoim, não-torrado

01 ramo de cheiro-verde picado

02 maçãs picadinhas

01 dente de alho picado

1/4 de pimenta malagueta picadinha

1 litro de água potável

1 jarra com 2 litros

1 liquidificador

Preparado

Coloque 1/2 litro de água no liquidificador,

Em baixa rotação, vá adicionando os ingredientes, um a um, sem pressa;

Vá acrescentando o restante da água, até o preparado ficar menos pastoso;

Com o liquidificador fechado, deixe descansar por 20 minutos;

Bata novamente, em baixa rotação o preparado;

Passe-o para o recipiente, que deve ser conservado na geladeira.

Nota: como é uma solução composta por sólidos, agite bem, antes de beber.

2 - Posologia: beber 100 ml, 30 minutos antes do almoço

Ingredientes

suco de 2 limões

100 ml de gelatina

1   liquidificador

Preparo

No liquidificador bater esse dois ingredientes, em velocidade baixa;

Deixe descansar por 10 minutos, antes de consumi-lo.

Tônicos da virilidade

1. Chá de alecrim, com Chapéu de couro e Catuaba

Ingredientes:

150 gramas de Alecrim;

150 gramas de Chapéu-de-couro;

150 gramas de Catuaba.

1 panela

1 litro de água potável

1 recipiente de vidro para 1 litro

1 coador

1 funil

Preparo:

Misture bem as ervas, que devem estar secas;

Aqueça a água até ferver;

Deixe ferver por 10 minutos;

Desligue o fogo e acrescente-lhe 30 gramas da mistura das ervas;

Espere, tampado, descansar por 20 minutos;

Passe para o vidro;

Conserve em geladeira,

Posologia: beber 50 ml 4 vezes ao dia.

2. Chá com cascas de Marapuama

Ingredientes:

3 colheres de sopa de cascas de Marapuama;

1 litro de água

1 panela

1 coador

1 funil

1 vidro de 1 litro

Preparo

Na panela, com 1 litro de água, coloque as cascas de marapuama;

Em fogo brando, deixe ferver por 25 minutos;

Desligue o fogo e, coberto, deixe repousar por 25 minutos;

Com ajuda do funil e coador, passar a parte líquida para o vidro.

Conservar   em   geladeira.

Posologia: beber 3 vezes ao dia, (100 ml por vez) até verificadas as melhoras.

Depois de melhorar, beber uma dose de 100 ml por semana.

3. Chá de Tribulus terrestris

Ingredientes:

3 colheres de chá de folhas secas de Tribulus terrestris

700 ml de água fervente

1 panela

1   coador

Preparo

Coloque a água na panela e, no fogo brando, deixe-a ferver por 10 minutos;

Desligue, tampada, deixe esfriar;

Com ajuda do coador e do funil, passe a parte líquida para o recipiente;

Conserve o preparado em geladeira.

Posologia: beber uma xícara de chá 2 vezes ao dia, até sentir melhoras. Após isso, consumir uma xícara por semana.

4. Chá de raízes de Catuaba

Ingredientes:

50 gramas de raízes de Catuaba

700 ml de água

1 panela

1 coador

1 funil

1   recipiente   de   1   litro

Preparo:

Coloque a água na panela e deixe ferver por 05 minutos;

Adicione as raízes, deixando ferver por mais 20 minutos;

Desligue o fogo, deixe amornar e passe para o vidro, apenas a parte líquida;

Conserve o preparado em geladeira.

Posologia: tomar uma xícara de chá 3 vezes ao dia, até melhorar. Após melhorar, beber uma xícara por semana.

Recomendações

- Verifique se não há alergia a qualquer dos ingredientes;
- Monitore, através de exames apropriados, a dosagem dos hormônios sexuais.

Células tronco

São aquelas células que poderiam originar qualquer tecido ou órgão.

São classificadas em **totipotentes** - quando conseguem se diferenciar (transformar) em todos os tecidos do corpo humano - e **pluripotentes** ou multipotentes, quando são capazes de se transformar em quase todos os tecidos, exceto placenta e anexos embrionários

"Essas estruturas podem ser divididas, de acordo com a origem, basicamente em células-tronco derivadas de tecidos embrionários (somáticas) e células-tronco derivadas de tecidos não-embrionários (adultas). Células-tronco pluripotentes poderiam, teoricamente, derivar de qualquer célula humana."

"Células-tronco embrionárias são aquelas que formam o interior do blastocisto, um aglomerado celular que dará origem a tecidos e órgãos necessários ao desenvolvimento do feto. A maioria das pesquisas atuais utiliza este tipo de célula-tronco para produzir mais células-tronco, que podem ser congeladas e divididas em laboratório. Posteriormente, são divididas e estimuladas para se tornarem células ou tecidos especializados."

"Células-tronco adultas são células indiferenciadas encontradas no meio de células diferenciadas que compõem as estruturas do corpo. Elas têm a função de renovar e reparar os tecidos do corpo. Acredita-se que residam em nichos dos tecidos, algumas nas camadas externas de pequenos vasos sanguíneos, onde permanecem sem se dividir até que isso seja necessário."

"Por existirem em quantidades reduzidas no corpo e pela dificuldade que apresentam para se dividir em relação às embrionárias, a produção em laboratório desse tipo de célula-tronco é limitada. Mesmo assim, cientistas desenvolvem a cada dia novos métodos para incrementar a cultura e manipulação destas células para utilização em tratamentos de lesões ou doenças."

"Células-tronco pluripotentes induzidas (iPSCs) são células adultas que foram geneticamente reprogramadas para o estágio de células-tronco embrionárias. Estudos estão sendo realizados para avaliar como a técnica poderia ser utilizada de forma segura em seres humanos. Em animais, a introdução de fatores de reprogramação celular com vírus pode, eventualmente, desencadear tumores. Entretanto, a estratégia parece promissora na medida em evitaria, teoricamente, a rejeição."

"Mesmo diante da possibilidade de produção de células-tronco em grandes quantidades, muitas mães doam o sangue do cordão umbilical do filho que nasceu para bancos de células-tronco, já que ali se encontra um grande número de células-tronco hematopoiéticas. A ideia é que esse material fique disponível para ser usado no futuro por alguma pessoa compatível, para tratar doenças como leucemia."

Nota: extraído do site *saude.ig.com.br*

Várias experiências com sucesso têm sido realizadas pelos cientistas, entretanto, no caso de órgão mais complexos, como rins, estômago, etc. elas ainda são incipientes, até mesmo em cobaias.

Existem também experiências no sentido de clonar as pessoas, entretanto esse assunto tem gerado discussões de origem ética e religiosa.

Rituais de beleza

Apresentamos a seguir rituais de magia branca, propícios para intensificar a sua beleza.

Esse rituais deverão ser praticado, efetuados, na sexta-feira da Lua Nova.

1 -

Ingredientes

1 cristal quartzo rosa

1 taça entronizada com água

3 rosas cor-de-rosa

3 velas vermelhas entronizadas

3 pires pequenos

1 plástico de 70 x 70 cm

1 mesa ou cômoda

3 rosas vermelhas

1 spray do amor, feito com o perfume de sua predileção

1 pano branco

1 coador

1 paninho para cobrir a taça

1 frasquinho de vidro entronizado, com tampa ou rolha

Preparo

Na mesa, coloque o plástico;

Sobre o plástico, coloque as velas, fixas cada uma ao seu pires, formando um triângulo equilátero;

Sobre o plástico, a taça e o cristal Quartzo rosa dentro dela, com água;

Desfolhe as dentro da taça, enquanto dizendo três vezes em voz alta:

Que a natureza que tudo pode me traga a partir deste momento paixão, calor, formosura, encanto e felicidade.

Borrife então 3 vezes o spray, com seu perfume, dentro da taça.

Tape com um paninho branco e deixe durante toda a noite perto da janela, dentro de casa;

Deixe as velas arderem por completo;

No dia seguinte, coe para dentro do frasco e tape bem.

Coloque duas gotas desse preparado, atrás das suas orelhas, todos os dias, pela manhã, até acabar.

Refaça esse ritual seguidamente, por sete semanas, guardando segredo absoluto.

Os utensílios podem ser reaproveitados, os resíduos devem ser descartados num jardim, ou gramado.

2 - Só para mulheres

Ingredientes

7 folhas de babosa, com 7 cm cada uma, da parte mais larga para a mais estreita

1 athame entronizado

1 cálice entronizado

1 canivete afiado

1 limão

20 ml de leite integral

1 espelho

Preparado

Com auxílio do canivete, providencie as folhas de babosa, como acima, deixando-as, por no máximo 18 horas, imersas em água;

Pela manhã, antes de sair de casa, para seu dia normal de atividades, proceda da seguinte maneira

Com auxílio do canivete, divida cada folha de babosa, em duas faces, de forma a aproveitar o gel que se encontra entre elas;

Com auxílio do athame, com calma, retire todo o gel para o liquidificador;

Esprema o limão, despejando o suco no liquidificador;

Adicione ao liquidificador o leite;

Em rotação baixa, triture esses ingredientes;

Obtendo uma gelatina homogênea, passe-a para o cálice;

Vá para a frente do espelho;

Com cuidado para não melindrar os olhos, passe esse creme em toda a face, enquanto recita, por 7 vezes, a oração abaixo:

Oh! maravilhosa deusa da beleza, Vênus dos romanos e Afrodite para os gregos. Inccmparável é a tua beleza e poder de sedução. Faça com que eu me torne dona dos encantos que cercaram a sua vida. Quero ser bela, sedutora, atraente, irresistível e atrair o sexo oposto.

Sei que com o poder de sua presença, junto a mim, me tornarei extremamerte bela aos olhos de quem me vê. Motivo de paixão para os homens e de inveja para as mulheres.

Obrigada

Repita esse ritual por sete semanas.

Os utensílios podem ser reaproveitados, os resíduos, devem ser descartados num jardim, ou gramado.

3 -

Ingredientes

1 copo de água do mar (100 ml)

7 rosas vermelhas

7 velas vermelhas comuns entronizadas

7 pires pequenos

7 morangos bem lavados

4 gotinhas de essência de verbena

1 cálice ou taça entronizada

1 vinho tinto suave, de boa marca

2 litros de água potável

1 panela para 2 litros de água

1 pires com mel de abelhas (30 ml), legítimo

1 pedaço plástico de 70 x 70 cm

1 mesa ou cômoda

1 lençol branco

Preparo

O altar

Arme, em cima da mesa, os apetrechos da seguinte maneira:

- coloque sobre ela o plástico;

- na lateral direita, coloque 3 velas acesas, fixas cada qual num pires;

128

- na lateral esquerda, coloque outras 3 velas, da mesma maneira;

- à frente, coloque uma vela acesa, da mesma maneira;

- ao centro, coloque o cálice, com os 6 morangos, e preenchido o restante com o vinho;

- em sentido oposto àquela vela solitária, coloque um pires com o mel, embebendo o morango;

- próximo a esse pires, coloque o copo com água do mar;

Atenção: certifique-se de que não vai incendiar a sua casa.

O banho

Coloque a panela em fogo brando e deixe ferver por 5 minutos;

Jogue nessa água, após desligado o fogo, as rosas vermelhas despetaladas;

Espere amornar, o suficiente para suportar a permanência de uma de suas mãos no líquido, e despeje as gotas de essência;

Leve esse preparado para o banheiro;

Tome seu banho normal de asseio;

Enxugue-se normalmente;

Jogue aquele preparado, vagarosamente, no seu corpo, desde o pescoço até os pés;

Deixe escorrer e secar naturalmente;

Após isso, envolva-se todinha, no lençol branco, improvisando uma túnica, deixando os braços livres (pode calçar chinelos se assim o desejar);

Retorne ao altar;

De frente para o cálice, recite 3 vezes conforme abaixo, com muita fé e compenetração:

Oração

Eu começo nesse dia, nessa hora, o meu agradecimento a toda a natureza que me dá tudo aquilo de que necessito para me conservar perfeita(o), linda(o), sadia(o) e feliz. Sou grato a todos as plantas, animais, ar, terra, água e Sol. Estou gratificada(o) por ter minhas células, meus tecidos e meus órgãos perfeitos e em bom funcionamento, pois deles também depende a minha beleza.

Mentalize as palavras e fale as palavras, com muita convicção: sou bela(o), sou feliz, sou saudável, sou jovem, sou amorosa(o) e, a cada noite que eu dormir, acordarei mais bela(o), formosa(o), jovem, charmosa(o), meiga(o) e amorosa(o).

Eu sou dotada(o) pela divina providência de uma alma dócil, benigna e pacífica. Por tudo isso minha pele é sedosa, cheirosa e macia. Eu me alivio de ansiedade e preocupações, para que minha pele seja desprovida de manchas e rugas. Meu aspecto externo não demonstra nem nunca demonstrara a idade que eu tenho, porque o tempo é relativo e eu sou sobrevivente ao passar dele.

À medida que o tempo passa, mais o meu coração transborda de contentamento, amor e gratidão, que se reflete em todo o meu corpo saudável, disposto, jovial, elegante e cheio de atrativos.

As minhas palavras de gratidão transformam-se em dádivas que me privilegiam perante os demais semelhantes.

O meu sorriso demonstra a beleza e harmonia da natureza. É mais belo que o sol, mais melodioso que o canto dos pássaros e mais perfumado que a mais bela flor.

Sou tão cândida quanto a brancura da neve. Sou tão iluminada(o) quanto o Sol. Se comparada a um jardim eu sou mais divina(o), linda(o) e a mais cheirosa(o) de que qualquer das flores. Sou a mais linda obra da natureza.

Uma aura límpida como a lua cheia envolve todo o meu ser. A minha aura é suave, calorosa, pura e amável. Eu levo paz e alegria a todas as pessoas, pois esta é a minha verdadeira natureza.

Coma o morango embebido em mel, devagar e mentalizando o quanto você quer ser bonita(o);

Agora beba o vinho, deliciando-o, do cálice, mentalizando que você já é linda(o), maravilhosa(o) atraente;

Os utensílios podem ser reaproveitados, os resíduos, inclusive a água do mar, devem ser descartados num jardim, ou gramado.

Espere as velas arderem por completo.

Nessa noite, pode sair para se divertir, mas não ingira bebidas alcoólicas, nem refrigerantes.

Faça isso, uma vez por mês, durante o primeiro semestre. Depois, repetir esse ritual todo o ano.

Os materiais podem ser entronizados por você mesma(o), basta acessar o link abaixo:

http://topbook.com.br/pantaculos#Ebook

Rituais da boa saúde

Apresentamos a seguir rituais de magia branca, propícios para intensificar a sua beleza.

Esse rituais podem ser praticado, efetuados, em qualquer lua.

1 -

Ingredientes

1 taça entronizada

7 folhas de pera

7 folhas de laranja

7 folhas de goiaba

7 gotas de azeite-virgem (7 ml)

1 macerador

1 copo comum

1 guardanapo de papel

8 pires pequenos

1 plástico de 70 x 70 cm

1 vela comum entronizada

1   mesa

Preparo

No copo, coloque as folhas, mencionadas acima, e, com o macerador, amasse-as com vigor;

Espalhe sobre elas as gotas de azeite;

Cubra com o guardanapo e deixe descansar por 2 dias;

Depois desse espaço de tempo, passe esse preparado para o cálice;

Coloque o plástico na mesa;

Sobre o plástico, coloque os sete pires, formando um círculo;

Distribua, em quantidades o mais iguais possível, esse preparado nos pires;

No outro pires, fixe a vela acesa, colocando-a no centro do plástico;

Na lateral direita, coloque o cálice;

Fixando-se no cálice, entoe a oração abaixo, por 3 vezes:

Neste exato momento eu invoco todas as forças da natureza para me servirem. Eu invoco o Sol, o ar, a Terra, a água, as ervas, os animais, as flores e os cristais que se formam no centro da Terra. Eu desejo que para sempre que seja uma pessoa cheia de saúde e disposição. Que nada nem ninguém seja capaz de ameaçar o meu corpo, a minha saúde.

Que eu nunca adoeça e, se adoecer, que meu organismo se recupere sem necessidade de medicamentos.

Que todas as células do meu corpo se unam e vençam qualquer anomalia que pretenda se instalar em meu corpo.

Assim será.

Repetir esse ritual por sete dias seguidos.

Refazer, depois, uma vez por ano.

2 -

1 maça

1 pitada generosa de canela em pó

1 cálice entronizado

1 vela verde entronizada

1 pires pequeno

1 coador

40 ml de água potável

1 faca

1 liquidificador

1 plástico de 70 x 70 cm

1   mesa

Preparo

Corte a maçã, após lavada e retirado os caroços, em pedaços e coloque-se no liquidificador;

Adicione a água;

Adicione a canela;

Triture tudo em rotação lenta, por 5 minutos;

Deixe, coberto, descansar por 10 minutos;

Bata por 5 minutos;

Coe, despejando a solução no cálice;

Sobre a mesa, coloque o plástico;

Ao centro do plástico, coloque a vela acesa, fixa no pires;

Erga o cálice acima da sua cabeça e ore 3 vezes, lendo abaixo:

"Querida Deusa do boa saúde, eu dedico esta vela a você."

Abaixe o cálice na direção da sua boca e tome um gole;

Continue a recitação:

"Querida Deusa da boa saúde, eu peço a sua bênção."

Beba o suco, saboreie cada gole como se fosse um presente da Deusa da boa saúde. Quando você esvaziar o cálice, eleve-o novamente e fale:

"Querida Deusa da boa saúde, obrigado por suas bênçãos. Neste belo dia de luz e prosperidade.

Que assim me traga saúde e força.

Que assim seja! Assim se faça!"

Os utensílios podem ser reaproveitados, os resíduos, devem ser descartadcs num jardim, ou gramado.

Os materiais podem ser entronizados por você mesma(o), basta acessar o link abaixo:

http://topbook.com.br/pantaculos#Ebook

Ritual da vitalidade

Numa noite de Lua Crescente, providencie o material abaixo:

7 uvas vermelhas

7 uvas brancas

7 uvas rosadas

7 mirtilos

7 grãos de milho verde

1 vela de 7 dias entronizada

1 pires de xícara de chá

1 copo americano

1 cálice entronizado

1 macerador

20 ml de água potável

1 coador

1 copo americano

1 plástico de 70 x 70 cm

1   mesa   ou   cômoda

Preparo

Num cantinho de seu quarto, no qual curiosos e visitas não tenham acesso, coloque o plástico sobre a mesa;

Ao centro coloque a vela de 7 dias acesa, fixa ao pires;

No copo americano, coloque as frutas e os grãos de milho;

Macere tudo isso com vigor, adicionando, aos poucos, 20 ml de água;

Coe passando esse preparo para o cálice;

De frente para a vela, com o cálice na mão direita, entoe a seguinte oração, por 7 vezes;

Eu convoco todas as forças da natureza para virem em meu auxílio. Eu invoco a força das águas, dos ventos, da Terra, do Sol, para me fazerem vigoroso por toda a minha longa e prodigiosa vida.

Eu agradeço a toda a natureza que me privilegia, como um(a) filho(a) destacado(a) dentre todos os outros.

Assim é.

Beba o conteúdo do cálice em sete goles.

Repita esse ritual, pelo número de dias que a vela continuar queimando.

A vela deve arder por completo.

Os utensílios podem ser reaproveitados, os resíduos, devem ser descartados num jardim, ou gramado.

Os materiais podem ser entronizados por você mesma(o), basta acessar o link abaixo:

http://topbook.com.br/pantaculos#Ebook

Ritual da virilidade

Enunciaremos rituais que contribuem com a sua virilidade.

Garrafada

Esta garrafada é especialmente apropriada **para homens, com mais de setenta anos**, que, por terem uma companheira com muito fogo, independentemente da idade em que ela esteja, têm a plena convicção de que sexo é bom e saudável em qualquer idade.

Seguindo à risca as determinações e conselhos, a potência sexual de quem está nesta faixa etária será ampliada. Há casos em que se consegue manter, sem esforço físico, sexo três vezes por semana com a parceira. Os efeitos serão sentidos em menos de 15 dias de ingestão do preparado.

*Verifique com seu médico as condições do seu Sistema Cardiorrespiratório.

Ingredientes

1 garrafa de vidro com 1 litro, com tampa ou rolha

1 pedaço de raiz de gengibre, limpa e raspada, com 4 cm de comprimento

2 dentes de alho, bem graúdos

60 ml de suco, sumo, seiva da folha de babosa

1 litro de água mineral

2 folhas verde de couve-manteiga

Liquidificador

Coador

Funil

Preparo

Higiene bem a garrafa de vidro;

Corte o gengibre em fatias bem finas;

Pique os dois dentes de alho, após descascados;

Pique bem as folhas de couve-manteiga, juntos com os talos;

Coloque no liquidificador, adicione água até encobrir esses ingredientes;

Com uso da função pulsar, triture esses ingredientes;

Adicione a seiva da babosa, aos poucos, enquanto o liquidificador gira
em baixa velocidade, misturando tudo;

Com auxílio do coador e do funil, passe o líquido para a garrafa;

Descarte as partes sólidas;

Adicione água mineral até preencher a garrafa;

Agite bem e guarde na geladeira.

Refaça o preparado sempre que estiver terminando.

Posologia inicial

Todos os dias pela manhã, em jejum, tome 50 ml, bem geladinho, do
preparado.

Posologia rotineira

Após terminada a garrafada acima, refaça quantas vocês necessitar,
entretanto a dose não deverá exceder 50 ml a cada três dias.

Atenção: o sabor é extremamente amargo, mas muito saudável,
afrodisíaco   e   medicinal.

Manjericão

Materiais

1 kit de magias com toalha e athame, entronizado

21 folhas de manjericão;

5 litros de água filtrada;

Roupa branca para dormir.

Preparo

Coloque a toalha com o pentagrama em cima de uma mesinha, com athame do lado direito;

Coloque os materiais acima sobre a toalha;

Coloque as folhas de manjericão no recipiente com os 5 litros de água;

Em fogo brando, deixe que a água aqueça, sem ferver, e desligue o fogo.

Aplicação

Antes de dormir, tome o seu banho costumeiro;

Enxugue-se, com uma toalha limpa de cor branca ou azul;

Cuidadosamente, banhe-se, do pescoço para baixo, com o preparado acima;

Espere que o líquido escorra e evapore naturalmente;

Vista-se para dormir, com roupa branca;

Faça esse ritual por 21 dias, consecutivos.

Guarde com zelo a toalha e o athame.

Caso queira uma publicação específica sobre esse tema, contate-nos:

topbook-livros@outlook.com

Os utensílios podem ser reaproveitados, os resíduos, devem ser descartados num jardim, ou gramado.

Os materiais podem ser entronizados por você mesma(o), basta acessar o link: **http://topbook.com.br/pantaculos#Ebook**

Tabela periódica

É a forma que os físico-químicos encontraram para organizar os elementos químicos conhecidos de acordo com as suas propriedades de semelhança.

Legenda:

- Metais alcalinos
- Metais alcalino-terrosos
- Metais de transição
- Lantanídeos
- Actinídeos
- Metais representativos
- Semi-metais
- Não-metais
- Halogênios
- Gases nobres
- C Sólido
- Hg Líquido
- H Gasoso
- Rf Desconhecido

1A	2A	3B	4B	5B	6B	7B	8B			1B	2B	3A	4A	5A	6A	7A	8A
1 H Hidrogênio																	2 He Hélio
3 Li Lítio	4 Be Berílio											5 B Boro	6 C Carbono	7 N Nitrogênio	8 O Oxigênio	9 F Flúor	10 Ne Neônio
11 Na Sódio	12 Mg Magnésio											13 Al Alumínio	14 Si Silício	15 P Fósforo	16 S Enxofre	17 Cl Cloro	18 Ar Argônio
19 K Potássio	20 Ca Cálcio	21 Sc Escândio	22 Ti Titânio	23 V Vanádio	24 Cr Crômio	25 Mn Manganês	26 Fe Ferro	27 Co Cobalto	28 Ni Níquel	29 Cu Cobre	30 Zn Zinco	31 Ga Gálio	32 Ge Germânio	33 As Arsênio	34 Se Selênio	35 Br Bromo	36 Kr Criptônio
37 Rb Rubídio	38 Sr Estrôncio	39 Y Ítrio	40 Zr Zircônio	41 Nb Nióbio	42 Mo Molibdênio	43 Tc Tecnécio	44 Ru Rutênio	45 Rh Ródio	46 Pd Paládio	47 Ag Prata	48 Cd Cádmio	49 In Índio	50 Sn Estanho	51 Sb Antimônio	52 Te Telúrio	53 I Iodo	54 Xe Xenônio
55 Cs Césio	56 Ba Bário	57-71 *	72 Hf Háfnio	73 Ta Tântalo	74 W Tungstênio	75 Re Rênio	76 Os Ósmio	77 Ir Irídio	78 Pt Platina	79 Au Ouro	80 Hg Mercúrio	81 Tl Tálio	82 Pb Chumbo	83 Bi Bismuto	84 Po Polônio	85 At Astato	86 Rn Radônio
87 Fr França	88 Ra Rádio	89-103 **	104 Rf Rutherfórdio	105 Db Dúbnio	106 Sg Seabórgio	107 Bh Bóhrio	108 Hs Hássio	109 Mt Meitnério	110 Ds Darmstádio	111 Rg Roentgênio	112 Cn Copernício	113 Uut Ununtrio	114 Uuq Ununquádio	115 Uup Ununpêntio	116 Uuh Ununhéxio	117 Uus Ununséptio	118 Uuo Ununóctio

*	57 La Lantânio	58 Ce Cério	59 Pr Praseodímio	60 Nd Neodímio	61 Pm Promécio	62 Sm Samário	63 Eu Európio	64 Gd Gadolínio	65 Tb Térbio	66 Dy Disprósio	67 Ho Hólmio	68 Er Érbio	69 Tm Túlio	70 Yb Itérbio	71 Lu Lutécio
**	89 Ac Actínio	90 Th Tório	91 Pa Protactínio	92 U Urânio	93 Np Neptúnio	94 Pu Plutônio	95 Am Amerício	96 Cm Cúrio	97 Bk Berquélio	98 Cf Califórnio	99 Es Einstênio	100 Fm Férmio	101 Md Mendelévio	102 No Nobélio	103 Lr Laurêncio

Nº Atômico
Símbolo
Nome

www.tabelaperiodicacompleta.com

Considerações

Desde que a raça humana surgiu na Terra, o homem vive sob constantes perigos, que lhe abreviam a vida, sendo que, até hoje, seu maior predador ainda é o próprio homem.

Na Era das Cavernas, arriscava-se a ser abatido pelos animais maiores ou ser devorado pelos animais que o vissem como um excelente petisco, ao se expor, para conseguir seu próprio alimento ou quando dormia.

Na Era Medieval, era dominado e explorado pelos Senhores Feudais e constantemente sofria, quando das invasões, que visavam ampliar território, domínios e angariar riquezas com saques e matanças desenfreadas.

Hodiernamente, o homem continua sendo predado e explorado pelo seu semelhante. Não está livre das guerras e invasões; é vítima do poder econômico desvairado, que quer mais cada vez mais, a qualquer custo; dos micro-organismos que, por mutações genéticas, ou acidentes de experimentos em laboratórios, se renovam, ressurgem ou nascem; pela poluição ambiental, que gerou várias novas doenças.

Nossa vida continua em constante risco; saímos de casa sem saber se vamos voltar sãos e salvos.

Não temos como nos preservar de todos os riscos inerentes à vida; não temos como evitar o imprevisível, não temos como escapar à fatalidade, exceto com muita proteção, que nem sempre está disponível no racional, mas somente no Sobrenatural.

Esta obra tem o objetivo de mostrar soluções concretas e abstratas, para alongar a sua vida com saúde, vitalidade, virilidade e beleza, fundamental para a o bom-viver.

Dúvidas, críticas, sugestões e incorreções:

Topbook-livros@outlook.com